Ratgeber Autismus

Autismus verstehen

Inselbegabungen und unterschiedliche Ausprägungen

Ein Ratgeber für Angehörige

Nikolaus Bettinger

Impressum

Texte: © Copyright by
Nikolaus Bettinger
Umschlaggestaltung: © Copyright by
Nico DeSantis
ISBN: 978-3-384-39717-1
Nikolaus Bettinger
Broicher Straße 130
52146 Würselen
contact@andromedamedia.de

Kapitel 1: Einführung: Was ist Autismus?

Was ist das Autismus-Spektrum?

Die Geschichte des Autismus

Die wichtigsten Merkmale von Autismus

Autismus verstehen – Ein Blick ins Leben der Betroffenen

Autismus als Teil der menschlichen Vielfalt

Kapitel 2: Früherkennung und Diagnosestellung bei Kindern

Die Bedeutung der Früherkennung

Frühe Anzeichen von Autismus

Der Weg zur Diagnose

Herausforderungen der Früherkennung

Die Rolle der Eltern in der Früherkennung

Frühintervention und ihre Bedeutung

Persönliche Geschichten von Eltern

Fazit

Kapitel 3: Das Autismus-Spektrum verstehen

Warum spricht man von einem Spektrum?

Verschiedene Ausprägungen des Autismus

Hohe Funktionalität vs. niedrige Funktionalität

Stärken von Menschen mit Autismus

Herausforderungen innerhalb des Spektrums

Die Rolle der Umwelt und Unterstützung

Persönliche Geschichten aus dem Spektrum

Fazit

Kapitel 4: Kommunikation und soziale Interaktion

Herausforderungen in der Kommunikation

Schwierigkeiten in der sozialen Interaktion

Alternative Kommunikationsmethoden

Unterstützungsstrategien für die soziale Interaktion

Die Bedeutung von Empathie und Verständnis

Persönliche Geschichten zur Kommunikation und sozialen Interaktion

Fazit

Kapitel 5: Sensorische Wahrnehmung

Sensorische Überempfindlichkeit

Sensorische Unterempfindlichkeit

Die Auswirkungen der sensorischen Wahrnehmung auf den Alltag

Strategien zur Bewältigung sensorischer Herausforderungen

Die positiven Seiten der sensorischen Wahrnehmung

Persönliche Geschichten zur sensorischen Wahrnehmung

Fazit

Kapitel 6: Alltagsbewältigung und Routinen

Die Bedeutung von Routine und Vorhersehbarkeit

Alltagsbewältigung durch Struktur und Visualisierung

Der Umgang mit Veränderungen

Selbstständigkeit im Alltag fördern

Unterstützung durch die Familie

Unterstützung durch externe Helfer

Persönliche Geschichten zur Alltagsbewältigung und Routinen

Fazit

Kapitel 7: Schule und Bildung

Herausforderungen im Schulalltag

Inklusive Bildung: Chancen und Herausforderungen

Spezielle Fördermöglichkeiten

Unterstützung im Klassenzimmer

Soziale Integration fördern

Die Rolle der Eltern und des Umfelds

Persönliche Geschichten aus dem Schulalltag

Kapitel 8: Der Übergang ins Erwachsenenalter

Herausforderungen beim Übergang ins Erwachsenenalter

Unterstützung beim Übergang ins Erwachsenenalter

Berufliche Perspektiven und Arbeitsmarktintegration

Selbstständiges Leben und Wohnmöglichkeiten

Die Bedeutung von sozialer Unterstützung

Kapitel 9: Gesundheit und Wohlbefinden

Physische Gesundheit und medizinische Versorgung

Psychische Gesundheit und Wohlbefinden

Förderung des Wohlbefindens durch Routinen und Selbstfürsorge

Die Bedeutung sozialer Unterstützung für das Wohlbefinden

Persönliche Geschichten zur Förderung von Gesundheit und Wohlbefinden

Fazit

Kapitel 10: Beziehungen und Familie

Familiäre Beziehungen

Freundschaften und soziale Beziehungen

Partnerschaften und romantische Beziehungen

Unterstützung durch die Familie und das Umfeld

Persönliche Geschichten über Beziehungen und Familie

Fazit

Kapitel 11: Kommunikation und Sprache

Besondere Kommunikationsheraus- forderungen bei Menschen mit Autismus

Unterschiedliche Kommunikationsformen

Herausforderungen bei der sozialen Kommunikation

Unterstützungsstrategien für eine erfolgreiche Kommunikation

Die Rolle der Familie und des Umfelds in der Kommunikationsförderung

Persönliche Geschichten zur Kommunikation bei Menschen mit Autismus

Fazit

Kapitel 12: Sensorische Besonderheiten

Überempfindlichkeit und Unterempfindlichkeit

Verschiedene sensorische Bereiche

Auswirkungen auf den Alltag

Unterstützungsmaßnahmen und Strategien

Die Bedeutung von Verständnis und Akzeptanz

Persönliche Geschichten zu sensorischen Besonderheiten

Fazit

Kapitel 13: Selbstständigkeit im Alltag

Herausforderungen bei der Selbstständigkeit

Strategien zur Förderung der Selbstständigkeit

Unterstützende Technologien und Hilfsmittel

Unterstützung durch das soziale Umfeld

Selbstständiges Wohnen

Persönliche Geschichten zur Selbstständigkeit im Alltag

Kapitel 14: Berufliche Teilhabe und Integration

Herausforderungen bei der beruflichen Integration

Stärken von Menschen mit Autismus im Berufsleben

Strategien zur Förderung der beruflichen Teilhabe

Unterstützung durch berufliche Bildung und Praktika

Erfolgreiche berufliche Integration: Persönliche Geschichten

Fazit

Kapitel 15: Gesellschaftliche Teilhabe und Inklusion

Herausforderungen der gesellschaftlichen Teilhabe

Bedeutung der Inklusion

Strategien zur Förderung der gesellschaftlichen Teilhabe

Persönliche Geschichten zur gesellschaftlichen Teilhabe

Fazit

Kapitel 16: Unterstützungsnetzwerke und Hilfsangebote

Familie und Freunde als Unterstützungsnetzwerk

Selbsthilfegruppen und Peer-Unterstützung

Fachliche Unterstützung durch Therapeuten und Fachkräfte

Unterstützung durch soziale Dienste und Beratungsstellen

Schulische Unterstützung und inklusive Bildungsangebote

Bedeutung der Vernetzung und Zusammenarbeit

Fazit

Kapitel 17: Politik und Gesetzgebung im Bereich Autismus

Relevante Gesetze und rechtliche Rahmenbedingungen

Unterstützung durch finanzielle Leistungen

Bildungspolitische Maßnahmen und Inklusion

Arbeitsmarktpolitik und berufliche Teilhabe

Herausforderungen und Handlungsbedarf in der Politik

Fazit

Kapitel 18: Forschung und Entwicklung im Bereich Autismus

Historische Entwicklung der Autismusforschung

Aktuelle Schwerpunkte der Autismusforschung

Genetische und Umweltfaktoren

Neurowissenschaftliche Forschung

Diagnostik und Frühintervention

Technologische Innovationen in der Unterstützung von Menschen mit Autismus

Bedeutung der partizipativen Forschung

Herausforderungen und zukünftige Entwicklungen

Fazit

Kapitel 19: Gesellschaftliche Akzeptanz von Menschen mit Autismus

Vorurteile und Stigmatisierung

Aufklärung und Sensibilisierung

Bildung und Inklusion als Schlüssel zur Akzeptanz

Arbeitsplatz und berufliche Teilhabe

Vorbilder und positive Beispiele

Gesellschaftliche Verantwortung und Empathie

Fazit

Kapitel 20: Zukunftsperspektiven für Menschen mit Autismus

Vision einer inklusiven Gesellschaft

Technologische Fortschritte und Unterstützung

Verbesserung der Bildungs- und Arbeitsmöglichkeiten

Fortschritte in der Forschung

Politische Maßnahmen und gesellschaftliche Unterstützung

Selbstbestimmtes Leben und soziale Teilhabe

Herausforderungen und offene Fragen

Fazit

Kapitel 21: Inselbegabungen und unterschiedliche Arten des Autismus

Verschiedene Arten des Autismus

Inselbegabungen – Faszinierende Fähigkeiten

Bedeutung und Herausforderungen von Inselbegabungen

Vielfalt des Autismus-Spektrums

Fazit

Kapitel 1: Einführung: Was ist Autismus?

Autismus ist eine neurologische Entwicklungsstörung, die das Leben der betroffenen Menschen
auf vielfältige Weise beeinflusst. Sie umfasst ein
breites Spektrum an Herausforderungen, das die
sozialen, kommunikativen und sensorischen
Fähigkeiten betrifft. Diese Einführung gibt einen
ersten Einblick in das Autismus-Spektrum, seine
Geschichte und zeigt die verschiedenen Facetten
der Autismus-Spektrum-Störung (ASS) auf, um ein
tieferes Verständnis für das Thema zu schaffen.

Was ist das Autismus-Spektrum?

Autismus wird oft als "Spektrum" beschrieben, weil
die Merkmale von Person zu Person sehr
unterschiedlich sein können. Einige Menschen mit
Autismus sind nonverbal, während andere hoch
kommunikativ und sozial sind. Manche haben
Schwierigkeiten mit dem Verstehen sozialer
Regeln, während andere besondere sensorische
Empfindlichkeiten zeigen. Dieses breite Spektrum
bedeutet, dass Autismus sehr unterschiedlich erlebt
wird – jeder Mensch mit Autismus ist einzigartig.

Der Begriff "Autismus-Spektrum-Störung" umfasst
mehrere Diagnosen, die in der Vergangenheit oft
separat betrachtet wurden, darunter der

frühkindliche Autismus, das Asperger-Syndrom und der atypische Autismus. Heute fasst man diese unterschiedlichen Ausprägungen unter dem Begriff ASS zusammen. Das Konzept des Spektrums ist entscheidend, um die große Vielfalt der individuellen Erfahrungen und Herausforderungen zu verstehen. Menschen mit Autismus haben nicht nur unterschiedliche Unterstützungsbedarfe, sondern auch verschiedene Stärken und Fähigkeiten, die es zu erkennen und zu fördern gilt.

Die Geschichte des Autismus

Der Begriff "Autismus" wurde erstmals im Jahr 1911 von dem Psychiater Eugen Bleuler verwendet, allerdings in einem anderen Zusammenhang als heute. Bleuler nutzte den Begriff, um einen Zustand zu beschreiben, bei dem sich Menschen von der Außenwelt zurückziehen und in eine eigene innere Welt eintauchen. Erst in den 1940er Jahren beschrieben die Forscher Leo Kanner und Hans Asperger zwei verschiedene Formen von Autismus, die bis heute als Grundlage des modernen Verständnisses von Autismus dienen.

Leo Kanner, ein in den USA praktizierender Kinderpsychiater, veröffentlichte 1943 eine Studie über Kinder, die starke soziale und kommunikative Schwierigkeiten aufwiesen. Diese Kinder schienen in einer eigenen Welt zu leben und hatten große Schwierigkeiten, mit anderen Menschen zu interagieren. Kanner prägte den Begriff "frühkindlicher Autismus" und beschrieb damit die Merkmale, die heute noch als typisch für Autismus gelten: Schwierigkeiten in der sozialen Interaktion, eingeschränkte Kommunikationsfähigkeiten und wiederholende Verhaltensweisen.

Unabhängig von Kanner veröffentlichte der österreichische Kinderarzt Hans Asperger im Jahr 1944 seine Beobachtungen über eine Gruppe von Kindern, die eine normale bis hohe Intelligenz hatten, aber erhebliche Schwierigkeiten in der sozialen Interaktion zeigten. Diese Kinder waren oft stark auf bestimmte Interessen fokussiert und hatten Schwierigkeiten, nonverbale Signale zu verstehen. Asperger nannte diese Merkmale "autistische Psychopathie", ein Begriff, der später durch "Asperger-Syndrom" ersetzt wurde.

In den folgenden Jahrzehnten wurde Autismus besser verstanden, und Forscher erkannten, dass es sich um eine lebenslange neurologische Veränderung handelt. Bis in die 1980er Jahre wurde Autismus jedoch oft falsch verstanden und mit anderen Entwicklungsstörungen oder psychischen Erkrankungen verwechselt. Das Verständnis von Autismus hat sich seitdem weiterentwickelt – von einer seltenen Entwicklungsstörung hin zu einem weiten Spektrum, das in der Bevölkerung weit verbreiteter ist, als man früher dachte. Heute weiß man, dass Autismus keine Krankheit ist, die geheilt werden muss, sondern eine andere Art, die Welt wahrzunehmen und zu erleben.

Die wichtigsten Merkmale von Autismus

Autismus zeigt sich vor allem in drei Hauptbereichen, die als die "Triade der Beeinträchtigungen" bekannt sind:

1. **Soziale Interaktion**: Menschen mit Autismus haben oft Schwierigkeiten, nonverbale Signale wie Mimik, Gestik oder Tonfall zu interpretieren. Dies kann dazu führen, dass soziale Interaktionen schwieriger werden und Missverständnisse entstehen. Viele Menschen mit Autismus ziehen es vor, alleine zu sein, da soziale Situationen für sie verwirrend und anstrengend sein können. Die Fähigkeit, Empathie zu empfinden, ist bei Menschen mit Autismus oft vorhanden, aber es fällt ihnen schwer, diese Empathie in einer Weise auszudrücken, die für andere verständlich ist. Oft wird dies missverstanden, und

Menschen mit Autismus werden fälschlicherweise als distanziert oder gefühlskalt wahrgenommen.

2. **Kommunikation**: Die Art und Weise, wie Menschen mit Autismus kommunizieren, kann sehr unterschiedlich sein. Manche sprechen kaum oder gar nicht, während andere in ausgeklügelten Monologen über ihre Spezialinteressen berichten. Schwieriger ist oft der Umgang mit abstrakter Sprache oder das Verstehen von Ironie und Sarkasmus. Manche Menschen mit Autismus verwenden alternative Kommunikationsmethoden wie Gebärdensprache oder Bildkarten, um sich auszudrücken. Ein weiteres häufiges Merkmal ist die sogenannte "Echolalie", das wiederholte Nachsprechen von Worten oder Sätzen, die sie gehört haben. Dies ist oft ein Weg, um Sprache zu üben oder sich in einer stressigen Situation zu beruhigen.

3. **Verhaltensmuster und Interessen**: Viele Menschen mit Autismus zeigen wiederholende Verhaltensweisen oder haben sehr spezifische Interessen, die sie intensiv verfolgen. Diese Interessen können eine große Leidenschaft darstellen und bieten oft einen Weg, sich in der Welt sicher zu fühlen.

Diese Interessen sind oft sehr detailliert und können sich über ungewöhnlich lange Zeiträume erstrecken. Manche Menschen mit Autismus haben sogenannte "Inselbegabungen", besondere Fähigkeiten in bestimmten Bereichen wie Mathematik, Musik oder Kunst. Diese Stärken können ein wichtiger Bestandteil ihrer Identität sein und ihnen helfen, ein Gefühl der Selbstwirksamkeit zu entwickeln.

Ein weiteres häufiges Merkmal sind wiederholende Bewegungen, auch "Stimming" genannt. Diese Bewegungen, wie das Flattern mit den Händen oder das Wiegen des Körpers, helfen Menschen mit Autismus, sich zu beruhigen und sensorische Überreizung zu vermeiden. Stimming wird oft missverstanden und als unangebracht wahrgenommen, ist jedoch ein wichtiger Mechanismus zur Selbstregulation.

Autismus verstehen – Ein Blick ins Leben der Betroffenen

Jeder Mensch mit Autismus ist einzigartig, und das bedeutet, dass auch die Erfahrungen mit Autismus sehr unterschiedlich sind. Ein gemeinsames Merkmal ist jedoch, dass die Wahrnehmung der Umwelt anders ist. Menschen mit Autismus können die Welt als überwältigend empfinden, weil Reize wie Licht, Geräusche oder Gerüche viel intensiver wahrgenommen werden. Diese sensorische Überempfindlichkeit kann dazu führen, dass alltägliche Situationen schnell zu einer Herausforderung werden. Ein einfaches Einkaufen im Supermarkt kann durch die vielen Geräusche, das grelle Licht und die Gerüche zu einer nahezu unerträglichen Erfahrung werden.

Für andere kann es jedoch genau umgekehrt sein: Sie nehmen die Welt als unterreizt wahr und haben Schwierigkeiten, genug sensorische Stimulation zu finden. Diese Menschen suchen aktiv nach Reizen, um ein Gleichgewicht zu finden, zum Beispiel durch das Hören lauter Musik oder das Berühren verschiedener Texturen.

Das soziale Miteinander stellt für viele Menschen mit Autismus eine besondere Herausforderung dar, da sie oft nicht intuitiv erfassen, wie andere Menschen auf bestimmte Situationen reagieren. Sie müssen soziale Regeln bewusst erlernen, was sehr anstrengend sein kann. Ein Beispiel ist das Verstehen von Mimik: Während viele Menschen intuitiv erkennen, ob jemand traurig oder glücklich ist, müssen Menschen mit Autismus diese Gesichtsausdrücke oft analytisch entschlüsseln.

Dies führt dazu, dass soziale Interaktionen oft als ermüdend und stressig empfunden werden.

Persönliche Geschichten von Betroffenen und ihren Familienangehörigen können helfen, diese Unterschiede besser zu verstehen. So berichtet etwa die Mutter eines autistischen Kindes davon, wie schwer es ihr Sohn findet, Blickkontakt zu halten, während er zugleich eine außergewöhnliche Begabung für Mathematik zeigt. Sie erzählt, wie ihr Sohn stundenlang mit Zahlen arbeitet und komplexe Berechnungen durchführt, während er gleichzeitig Schwierigkeiten hat, einfache soziale Gespräche zu führen. Ein anderer Betroffener beschreibt, wie ihm seine Liebe zur Musik hilft, im Alltag zurechtzukommen und seine Gefühle auszudrücken. Für ihn ist Musik nicht nur ein Hobby, sondern eine Lebensader, die ihm ermöglicht, mit der Welt in Kontakt zu treten.

Eine erwachsene Frau mit Autismus erzählt, wie sie erst im Erwachsenenalter diagnostiziert wurde und dadurch endlich verstehen konnte, warum sie sich ihr ganzes Leben lang anders gefühlt hat. Sie beschreibt, wie die Diagnose ihr geholfen hat, sich selbst zu akzeptieren und stolz auf ihre besonderen Fähigkeiten zu sein. Sie arbeitet heute als Softwareentwicklerin und nutzt ihre Detailgenauigkeit und ihren Fokus auf logische

Zusammenhänge, um komplexe Probleme zu lösen. Ihre Geschichte zeigt, dass Autismus nicht nur Herausforderungen mit sich bringt, sondern auch besondere Stärken, die im richtigen Umfeld gefördert werden können.

Autismus als Teil der menschlichen Vielfalt

Autismus ist kein Fehler oder Defizit, sondern Teil der menschlichen Vielfalt. Menschen mit Autismus bringen einzigartige Perspektiven und Fähigkeiten in die Gesellschaft ein. Das Verständnis für diese Vielfalt und die Anerkennung der besonderen Bedürfnisse und Stärken von Menschen mit Autismus kann dazu beitragen, dass alle Menschen die gleichen Chancen auf gesellschaftliche Teilhabe haben.

Es ist wichtig, dass wir Autismus nicht als reine Störung betrachten, sondern als eine andere Art, die Welt zu erleben. Viele Betroffene und ihre Familien betonen, wie wichtig es ist, den Fokus auf die Fähigkeiten und Talente zu richten, statt auf die Herausforderungen. So gibt es viele Menschen mit Autismus, die außergewöhnliche Leistungen in Wissenschaft, Kunst oder Technologie erbracht haben. Der britische Physiker Paul Dirac, der an der Entwicklung der Quantenmechanik beteiligt war, oder Temple Grandin, eine renommierte

Professorin für Tierwissenschaften und eine bekannte Autismus-Aktivistin, sind nur zwei Beispiele für Menschen, die mit ihrer einzigartigen Perspektive die Welt bereichert haben.

Autismus zu verstehen bedeutet auch, die Bedürfnisse der Betroffenen ernst zu nehmen und ihnen die Unterstützung zu bieten, die sie benötigen. Dies kann in Form von speziellen Bildungsangeboten, therapeutischen Maßnahmen oder einfach durch ein verständnisvolles Umfeld geschehen. Es bedeutet auch, Vorurteile abzubauen und die gesellschaftliche Teilhabe von Menschen mit Autismus zu fördern. Menschen mit Autismus sollten die Möglichkeit haben, ihre Talente zu entwickeln und ein erfülltes Leben zu führen, ohne dass sie ständig an den Erwartungen der neurotypischen Gesellschaft gemessen werden.

Ein wichtiger Schritt in diese Richtung ist die Aufklärung. Indem wir mehr über Autismus lernen und die Perspektiven der Betroffenen verstehen, können wir zu einer inklusiveren Gesellschaft beitragen. Dieses Buch soll helfen, genau dieses Verständnis zu fördern und die Perspektiven von Menschen mit Autismus sichtbar zu machen. Es soll Angehörigen, Fachkräften und allen Interessierten einen Einblick in die Welt des Autismus geben und zeigen, dass Menschen mit

Autismus wertvolle Mitglieder unserer Gesellschaft sind, die einzigartige Fähigkeiten und Perspektiven mitbringen.

Kapitel 2: Früherkennung und Diagnosestellung bei Kindern

Die Früherkennung von Autismus ist von entscheidender Bedeutung, da eine frühzeitige Diagnose und entsprechende Unterstützung einen großen Unterschied für die Entwicklung des Kindes und seine Lebensqualität machen können. Die frühen Lebensjahre sind eine Zeit intensiver Entwicklung, in der das Gehirn besonders empfänglich für Lernprozesse ist. In diesem Kapitel beleuchten wir die Anzeichen, die auf eine mögliche Autismus-Spektrum-Störung (ASS) hinweisen können, die diagnostischen Verfahren sowie die Herausforderungen, denen Eltern und Fachleute im Prozess der Früherkennung begegnen.

Die Bedeutung der Früherkennung

Eine möglichst frühe Diagnose von Autismus ist wichtig, weil sie den betroffenen Kindern hilft, frühzeitig die Unterstützung zu erhalten, die sie benötigen. Studien haben gezeigt, dass eine gezielte Frühintervention die sprachlichen, sozialen und kognitiven Fähigkeiten von Kindern mit Autismus verbessern kann. Eltern spielen bei der Früherkennung eine Schlüsselrolle, da sie diejenigen sind, die die ersten Anzeichen bemerken und das Verhalten ihres Kindes am besten kennen. Ein Verständnis für typische Entwicklungsverläufe und mögliche Abweichungen kann Eltern helfen, frühzeitig Maßnahmen zu ergreifen und eine fundierte Einschätzung zu bekommen.

Frühe Anzeichen von Autismus

Die Anzeichen von Autismus können bereits im Alter von 12 bis 18 Monaten sichtbar werden, auch wenn eine formelle Diagnose oft erst später erfolgt. Die folgenden Verhaltensweisen sind mögliche frühe Indikatoren, die Eltern und Fachleute beobachten können:

1. **Eingeschränkter Blickkontakt**: Viele Kinder mit Autismus haben Schwierigkeiten, Blickkontakt aufzubauen und aufrechtzuerhalten. Sie vermeiden oft den Augenkontakt oder halten diesen nur sehr kurz, was als erstes Anzeichen für eine Auffälligkeit gesehen werden kann.
2. **Fehlende soziale Reaktionen**: Babys und Kleinkinder zeigen typischerweise ein Interesse an ihrer Umgebung und reagieren

auf das Lächeln oder die Ansprache von Bezugspersonen. Kinder mit Autismus wirken dagegen oft abwesend und zeigen wenig Interesse an sozialer Interaktion. Sie reagieren möglicherweise nicht auf ihren Namen oder sind schwer zu beruhigen, wenn sie auf dem Arm sind.

3. **Verspätete Sprachentwicklung**: Kinder mit Autismus zeigen häufig eine Verzögerung in der Sprachentwicklung. Während die meisten Kinder im Alter von einem Jahr erste Wörter sagen, haben Kinder mit Autismus oft Schwierigkeiten, Sprache zu erlernen oder setzen sie nicht kommunikativ ein. Manche Kinder verlieren sogar die bereits erworbenen sprachlichen Fähigkeiten, was als "regressiver Autismus" bezeichnet wird.

4. **Wiederholende Verhaltensweisen**: Auch im frühen Alter können Kinder mit Autismus sich durch wiederholende Verhaltensweisen auszeichnen. Dazu zählen zum Beispiel das Flattern mit den Händen (Handflapping), das Hin- und Herschaukeln des Körpers oder das intensive Drehen von Spielzeug. Diese Verhaltensweisen dienen oft der Selbstregulation und helfen, mit stressigen Situationen umzugehen.

5. **Fehlendes Imitationsverhalten**:
Typischerweise lernen Kinder durch
Nachahmung. Sie ahmen
Gesichtsausdrücke, Bewegungen und
Handlungen nach, um ihre Umwelt zu
verstehen. Kinder mit Autismus zeigen oft
weniger oder gar kein Imitationsverhalten,
was ebenfalls auf eine
Entwicklungsverzögerung hinweisen kann.

Der Weg zur Diagnose

Die Diagnose von Autismus ist komplex und
erfordert die Zusammenarbeit verschiedener
Fachleute. In der Regel wird eine multidisziplinäre
Herangehensweise verfolgt, bei der Kinderärzte,
Psychologen, Sprachtherapeuten und andere
Fachkräfte gemeinsam arbeiten, um eine fundierte
Einschätzung zu geben. Der Diagnoseprozess
umfasst mehrere Schritte:

1. **Screening**: Ein erstes Screening erfolgt oft
im Rahmen der regelmäßigen
Vorsorgeuntersuchungen beim Kinderarzt.
Fragebögen wie der "M-CHAT-R" (Modified
Checklist for Autism in Toddlers) helfen
dabei, frühe Anzeichen von Autismus zu
erkennen. Eltern beantworten Fragen zu
sozialen und kommunikativen

Verhaltensweisen ihres Kindes, die Hinweise auf mögliche Auffälligkeiten geben können.

2. **Diagnostische Bewertung**: Wenn das Screening Hinweise auf eine mögliche Autismus-Spektrum-Störung ergibt, wird eine weiterführende diagnostische Untersuchung durchgeführt. Diese beinhaltet in der Regel ausführliche Interviews mit den Eltern, Verhaltensbeobachtungen des Kindes sowie standardisierte Tests wie den "ADOS" (Autism Diagnostic Observation Schedule) oder den "ADI-R" (Autism Diagnostic Interview-Revised).

3. **Differentialdiagnose**: Eine wichtige Aufgabe bei der Diagnosestellung ist es, andere mögliche Ursachen für die beobachteten Symptome auszuschließen. Entwicklungsverzögerungen, Sprachstörungen oder sensorische Verarbeitungsstörungen können ähnliche Merkmale aufweisen wie Autismus, weshalb eine genaue Abgrenzung notwendig ist. Zudem sollten mögliche Begleiterkrankungen wie ADHS, Angststörungen oder Epilepsie berücksichtigt werden.

Herausforderungen der Früherkennung

Die Früherkennung von Autismus ist mit verschiedenen Herausforderungen verbunden. Eine der größten Schwierigkeiten besteht darin, dass Autismus sich in seiner Ausprägung stark unterscheiden kann. Einige Kinder zeigen bereits im Säuglingsalter deutliche Auffälligkeiten, während andere zunächst eine unauffällige Entwicklung durchlaufen und erst im Kleinkindalter Rückschritte oder Besonderheiten zeigen. Diese große Bandbreite an Erscheinungsformen führt dazu, dass manche Kinder erst spät diagnostiziert werden.

Zudem gibt es Vorurteile und Missverständnisse, die die Früherkennung erschweren können. Einige Eltern zögern, sich mit den möglichen Anzeichen auseinanderzusetzen, weil sie die Hoffnung haben, dass sich das Kind "einfach langsamer entwickelt" und die Auffälligkeiten von selbst verschwinden. Auch Fachkräfte sind nicht immer ausreichend geschult, um die subtile Anzeichen von Autismus frühzeitig zu erkennen, insbesondere wenn das Kind keine typischen Verhaltensauffälligkeiten zeigt.

Ein weiterer Faktor, der die Früherkennung beeinflusst, ist der Zugang zu diagnostischen Ressourcen. In vielen Regionen gibt es lange

Wartezeiten für diagnostische Untersuchungen, und nicht alle Familien haben Zugang zu spezialisierten Einrichtungen. Dies führt dazu, dass einige Kinder erst im Vorschul- oder Schulalter eine Diagnose erhalten, wodurch wertvolle Zeit für Frühförderung und Unterstützung verloren geht.

Die Rolle der Eltern in der Früherkennung

Eltern spielen eine entscheidende Rolle in der Früherkennung von Autismus. Sie sind die ersten, die Veränderungen oder Besonderheiten im Verhalten ihres Kindes bemerken, und können eine wichtige Informationsquelle für Fachkräfte darstellen. Viele Eltern berichten, dass sie "etwas anders" an ihrem Kind bemerkt haben, noch bevor eine formelle Diagnose gestellt wurde. Dieses Bauchgefühl sollte ernst genommen werden, da Eltern ihre Kinder am besten kennen.

Es ist wichtig, dass Eltern bei Verdacht auf Autismus nicht zögern, Hilfe zu suchen. Ein früher Austausch mit dem Kinderarzt oder einer Fachkraft kann Klarheit schaffen und den Weg zur richtigen Unterstützung ebnen. Auch der Austausch mit anderen betroffenen Eltern kann hilfreich sein, um Erfahrungen zu teilen und Unterstützung zu finden. Viele Eltern fühlen sich zunächst überfordert oder sind unsicher, wie sie mit der Situation umgehen sollen. Eine frühzeitige Diagnose kann helfen, den richtigen Umgang zu finden und die bestmögliche Förderung für das Kind sicherzustellen.

Frühintervention und ihre Bedeutung

Frühintervention spielt eine zentrale Rolle in der Unterstützung von Kindern mit Autismus. Je früher das Kind gezielte Förderung erhält, desto größer sind die Chancen, dass es wichtige soziale, sprachliche und kognitive Fähigkeiten entwickeln kann. Frühinterventionsprogramme können verschiedene Ansätze umfassen, wie zum Beispiel Verhaltenstherapie, Sprachförderung oder Ergotherapie. Diese Therapien sind darauf ausgelegt, das Kind in seiner individuellen Entwicklung zu unterstützen und ihm zu helfen, die Welt besser zu verstehen und mit ihr zu interagieren.

Ein bekannter Ansatz in der Frühintervention ist die **Angewandte Verhaltensanalyse (ABA)**, die darauf abzielt, gewünschtes Verhalten zu fördern und unerwünschtes Verhalten zu reduzieren. ABA basiert auf der positiven Verstärkung und hat sich in vielen Fällen als effektiv erwiesen, um Kindern mit Autismus zu helfen, soziale und kommunikative Fähigkeiten zu erlernen. Ein weiterer Ansatz ist die **TEACCH-Methode** (Treatment and Education of

Autistic and Communication Handicapped Children), die darauf abzielt, ein strukturiertes Umfeld zu schaffen, in dem das Kind sich sicher fühlt und bestmöglich lernen kann.

Die **frühzeitige Sprachförderung** ist ebenfalls von großer Bedeutung, da viele Kinder mit Autismus Schwierigkeiten mit der Sprachentwicklung haben. Logopädische Unterstützung kann helfen, die Sprachfähigkeit zu verbessern und alternative Kommunikationsformen wie Gebärdensprache oder Bildkarten einzuführen, wenn das gesprochene Wort nicht ausreicht.

Persönliche Geschichten von Eltern

Um die Bedeutung der Früherkennung und Frühintervention besser zu verstehen, sollen hier einige persönliche Geschichten von Eltern dargestellt werden, die diesen Weg bereits gegangen sind. Eine Mutter berichtet zum Beispiel, dass ihr Sohn im Alter von 18 Monaten noch keine Worte sprach und kaum auf soziale Reize reagierte. Nach einer diagnostischen Untersuchung erhielt er die Diagnose Autismus und begann sofort mit einer intensiven Frühförderung. Heute, im Alter von fünf Jahren, hat er große Fortschritte in der Kommunikation gemacht und kann einfache Gespräche führen. Die Mutter betont, wie wichtig die frühe Unterstützung für die Entwicklung ihres Sohnes war und wie viel es ihr bedeutet, dass er heute mit anderen Kindern spielen kann.

Ein anderer Vater beschreibt, wie seine Tochter mit zwei Jahren sehr zurückgezogen war und keine sozialen Kontakte suchte. Nach der Diagnose Autismus begann sie eine Ergotherapie, die ihr half, besser mit sensorischen Reizen umzugehen. Durch die Unterstützung der Therapeuten und das Verständnis der Familie konnte das Mädchen lernen, sich wohler in ihrer Umgebung zu fühlen und neue Fähigkeiten zu entwickeln. Der Vater erzählt, dass die Frühintervention nicht nur seiner Tochter geholfen hat, sondern auch ihm und seiner Frau, da sie besser verstanden, wie sie ihre Tochter unterstützen können.

Fazit

Die Früherkennung und Diagnosestellung bei Kindern mit Autismus ist ein entscheidender Schritt, um betroffenen Kindern und ihren Familien die bestmögliche Unterstützung zu bieten. Eine frühzeitige Diagnose ermöglicht es, gezielte Frühfördermaßnahmen einzuleiten, die dem Kind helfen, wichtige Fähigkeiten zu entwickeln und sich in seiner Umwelt zurechtzufinden. Eltern spielen in diesem Prozess eine zentrale Rolle, da sie die ersten sind, die Veränderungen bemerken und den Weg zur Diagnose ebnen können.

Es ist wichtig, dass Fachkräfte, Eltern und die Gesellschaft insgesamt ein Bewusstsein für die Anzeichen von Autismus entwickeln, um eine möglichst frühe Unterstützung sicherzustellen. Nur so kann gewährleistet werden, dass Kinder mit Autismus die bestmöglichen Chancen auf eine positive Entwicklung und gesellschaftliche Teilhabe haben.

Kapitel 3: Das Autismus-Spektrum verstehen

Autismus wird oft als "Spektrum" beschrieben, weil die Merkmale, Fähigkeiten und Bedürfnisse der betroffenen Menschen extrem unterschiedlich sein können. In diesem Kapitel gehen wir näher darauf ein, was das Autismus-Spektrum bedeutet und wie sich die verschiedenen Ausprägungen von Autismus voneinander unterscheiden. Wir beleuchten sowohl die Herausforderungen als auch die besonderen Stärken von Menschen mit Autismus und geben einen umfassenden Einblick in die Vielfalt der Autismus-Spektrum-Störung (ASS).

Warum spricht man von einem Spektrum?

Der Begriff "Autismus-Spektrum-Störung" (ASS) fasst mehrere Entwicklungsstörungen zusammen, die früher als getrennte Diagnosen betrachtet wurden. Dazu zählen der frühkindliche Autismus, das Asperger-Syndrom und der atypische Autismus. Heute weiß man, dass all diese Formen von Autismus Teil eines Spektrums sind, das sowohl unterschiedliche Grade der Beeinträchtigung als auch verschiedene Fähigkeiten umfasst. Das Spektrum ist ein Modell, das die Vielfalt der möglichen Merkmale und Ausprägungen von Autismus besser beschreibt als eine starre Klassifizierung.

Das Konzept des Spektrums ist entscheidend, um zu verstehen, dass Menschen mit Autismus sehr unterschiedliche Fähigkeiten und Herausforderungen haben können. Während einige Menschen mit Autismus intensive Unterstützung im Alltag benötigen, sind andere hochgradig selbstständig und erfolgreich in ihrem Beruf. Das Spektrum verdeutlicht, dass jeder Mensch mit Autismus einzigartig ist und dass es keine "typische" Form des Autismus gibt.

Verschiedene Ausprägungen des Autismus

Die Vielfalt innerhalb des Autismus-Spektrums ist enorm. Manche Menschen mit Autismus sind nonverbal und kommunizieren über alternative Methoden wie Gebärdensprache oder Bildkarten. Andere haben ein hohes Sprachniveau, zeigen jedoch Schwierigkeiten in der sozialen Interaktion oder bei der Interpretation von nonverbalen Signalen wie Mimik und Gestik. Diese Unterschiede verdeutlichen, dass Autismus nicht als eindimensionales Phänomen betrachtet werden kann, sondern viele Facetten hat.

Ein Beispiel für die unterschiedlichen Ausprägungen ist der Vergleich zwischen dem frühkindlichen Autismus und dem Asperger-Syndrom. Menschen mit frühkindlichem Autismus zeigen oft schon im Kleinkindalter deutliche Entwicklungsverzögerungen, insbesondere in der Sprachentwicklung und sozialen Interaktion. Sie haben möglicherweise keine oder nur wenige Wörter und zeigen kaum Interesse an anderen Menschen. Menschen mit Asperger-Syndrom hingegen haben in der Regel eine normale bis hohe Intelligenz und eine gut entwickelte Sprache, zeigen jedoch Schwierigkeiten im sozialen Bereich. Sie haben oft sehr spezifische

Interessen, die sie mit großer Leidenschaft verfolgen, und es fällt ihnen schwer, soziale Regeln zu verstehen.

Hohe Funktionalität vs. niedrige Funktionalität

Ein weiteres Konzept, das oft verwendet wird, um das Autismus-Spektrum zu beschreiben, ist die Unterscheidung zwischen "hochfunktionalem" und "niedrigfunktionalem" Autismus. Diese Begriffe sind jedoch umstritten, da sie die Komplexität von Autismus oft nicht ausreichend widerspiegeln. "Hochfunktional" bedeutet in der Regel, dass die betroffene Person keine oder nur wenige Schwierigkeiten in Bezug auf Sprache und Kognition hat und weitgehend selbstständig leben kann. "Niedrigfunktional" wird verwendet, um Menschen mit Autismus zu beschreiben, die erhebliche Unterstützung benötigen, um ihren Alltag zu bewältigen.

Diese Begriffe sind jedoch problematisch, weil sie den Eindruck vermitteln, dass Autismus in zwei Kategorien unterteilt werden kann, während die Realität weitaus komplexer ist. Ein Mensch mit "hochfunktionalem" Autismus kann beispielsweise in akademischen Bereichen hervorragend sein, aber große Schwierigkeiten im sozialen Bereich haben und an einer schweren Angststörung leiden. Gleichzeitig kann ein Mensch mit "niedrigfunktionalem" Autismus besondere Fähigkeiten haben, wie zum Beispiel eine außergewöhnliche Begabung für Musik oder Kunst. Es ist wichtig, die individuellen Stärken und Herausforderungen jeder Person zu berücksichtigen, anstatt sie in Kategorien einzuordnen.

Stärken von Menschen mit Autismus

Menschen mit Autismus haben oft besondere Stärken, die aus ihrer einzigartigen Wahrnehmung und ihrem Denken resultieren. Diese Stärken können in verschiedenen Bereichen liegen und sind häufig mit einem tiefen Interesse an bestimmten Themen verbunden. Viele Menschen mit Autismus haben eine außergewöhnliche Detailgenauigkeit und eine starke Fähigkeit zur Mustererkennung. Diese Fähigkeiten sind besonders nützlich in Bereichen wie Mathematik, Informatik, Musik oder Kunst.

Einige Menschen mit Autismus haben sogenannte "Inselbegabungen" (auch "Savants" genannt), was bedeutet, dass sie in bestimmten Bereichen außergewöhnliche Fähigkeiten besitzen. Diese Begabungen können sich in mathematischen

Fähigkeiten, einem fotografischen Gedächtnis oder einer besonderen musikalischen Begabung zeigen. Menschen mit Inselbegabungen sind oft in der Lage, komplexe Informationen schnell zu verarbeiten und sich an Details zu erinnern, die andere Menschen übersehen.

Neben diesen besonderen Fähigkeiten haben Menschen mit Autismus oft eine hohe Ehrlichkeit und Direktheit. Sie neigen dazu, ohne Umschweife die Wahrheit zu sagen, was in vielen sozialen Situationen eine wertvolle Eigenschaft sein kann. Darüber hinaus sind viele Menschen mit Autismus loyal, zuverlässig und äußerst gewissenhaft in ihrer Arbeit. Diese Eigenschaften machen sie zu wertvollen Teammitgliedern, insbesondere in Umgebungen, in denen Genauigkeit und Detailtreue gefragt sind.

Herausforderungen innerhalb des Spektrums

Trotz ihrer Stärken stehen Menschen mit Autismus auch vor vielfältigen Herausforderungen, die je nach Ausprägung unterschiedlich sein können. Eine der größten Herausforderungen ist die soziale Interaktion. Viele Menschen mit Autismus haben Schwierigkeiten, die nonverbalen Signale anderer Menschen zu verstehen. Dazu gehören Mimik,

Gestik und der Tonfall der Stimme, die wichtige Hinweise darauf geben, wie eine Aussage gemeint ist. Das Fehlen dieser intuitiven Fähigkeit führt häufig zu Missverständnissen und kann soziale Beziehungen erschweren.

Ein weiteres häufiges Problem ist die sensorische Überempfindlichkeit. Menschen mit Autismus können sehr empfindlich auf sensorische Reize reagieren, wie zum Beispiel laute Geräusche, grelles Licht oder bestimmte Texturen. Diese Überempfindlichkeit kann dazu führen, dass alltägliche Situationen, wie der Besuch eines Supermarktes oder das Fahren mit öffentlichen Verkehrsmitteln, sehr stressig werden. Einige Menschen mit Autismus sind auch unterempfindlich gegenüber sensorischen Reizen und suchen aktiv nach Stimulation, um sich wohler zu fühlen.

Die Fähigkeit zur flexiblen Anpassung an Veränderungen ist ebenfalls oft eingeschränkt. Viele Menschen mit Autismus haben ein starkes Bedürfnis nach Routine und Vorhersehbarkeit. Unerwartete Veränderungen im Tagesablauf können Stress und Angst auslösen. Dieses Bedürfnis nach Routine wird oft als eine Art Bewältigungsmechanismus verstanden, der dazu beiträgt, die komplexe und manchmal überwältigende Welt besser zu verstehen und zu kontrollieren.

Die Rolle der Umwelt und Unterstützung

Die Umwelt spielt eine entscheidende Rolle dabei, wie gut Menschen mit Autismus ihre Stärken entwickeln und ihre Herausforderungen bewältigen können. Eine unterstützende Umgebung, die auf die individuellen Bedürfnisse eingeht, kann einen großen Unterschied machen. In Schulen und am Arbeitsplatz sind angepasste Rahmenbedingungen und Verständnis für die besonderen Bedürfnisse von Menschen mit Autismus von entscheidender Bedeutung. Strukturierte Lernumgebungen, klare Erwartungen und individuelle Unterstützung sind Faktoren, die es Menschen mit Autismus ermöglichen, ihr volles Potenzial zu entfalten.

Ein weiteres wichtiges Element der Unterstützung ist die Frühförderung. Je früher Autismus erkannt wird und je früher entsprechende Maßnahmen eingeleitet werden, desto besser sind die Entwicklungsmöglichkeiten für das Kind. Therapeutische Ansätze wie die Angewandte Verhaltensanalyse (ABA), Ergotherapie oder Sprachförderung können helfen, spezifische Fähigkeiten zu entwickeln und die sozialen und kommunikativen Fähigkeiten zu verbessern. Auch im Erwachsenenalter sind gezielte Unterstützung und ein Verständnis der Umgebung entscheidend, um ein selbstbestimmtes Leben zu führen.

Persönliche Geschichten aus dem Spektrum

Um die Vielfalt des Autismus-Spektrums besser zu veranschaulichen, sollen hier einige persönliche Geschichten von Menschen mit unterschiedlichen Ausprägungen des Autismus vorgestellt werden. Anna, eine junge Frau mit hochfunktionalem Autismus, erzählt, wie schwer es ihr fiel, während ihrer Schulzeit soziale Kontakte zu knüpfen. Sie verstand nicht, warum die anderen Kinder sich auf eine bestimmte Weise verhielten, und fühlte sich oft ausgeschlossen. Heute arbeitet sie als Programmiererin und findet in ihrer Arbeit Erfüllung, da sie ihre Detailgenauigkeit und ihren Fokus auf logische Zusammenhänge optimal einsetzen kann. Anna beschreibt, dass sie durch ihre Diagnose gelernt hat, sich selbst besser zu verstehen und stolz auf ihre besonderen Fähigkeiten zu sein.

Ein weiteres Beispiel ist Lukas, der mit frühkindlichem Autismus diagnostiziert wurde. Lukas hatte schon als kleines Kind Schwierigkeiten, Blickkontakt zu halten, und sprach erst sehr spät. Seine Eltern berichten, dass Lukas besonders empfindlich auf Geräusche reagiert und deshalb öffentliche Orte oft als stressig empfindet. Durch eine gezielte Frühförderung und die Unterstützung seiner Familie hat Lukas jedoch gelernt, besser mit diesen Reizen umzugehen. Heute besucht er eine Förderschule und hat eine große Leidenschaft für Musik entwickelt. Er spielt Klavier und kann komplexe Stücke auswendig spielen, was ihm hilft, seine Gefühle auszudrücken und sich zu entspannen.

Diese persönlichen Geschichten zeigen, wie unterschiedlich Autismus erlebt werden kann und wie wichtig es ist, die individuellen Bedürfnisse und Stärken jedes Einzelnen zu erkennen und zu fördern. Menschen mit Autismus sind Teil unserer Gesellschaft und bringen einzigartige Fähigkeiten und Perspektiven mit, die uns alle bereichern können. Es liegt an uns, eine Umgebung zu schaffen, in der diese Vielfalt geschätzt und unterstützt wird.

Fazit

Das Verständnis des Autismus-Spektrums ist der Schlüssel, um die Vielfalt der Merkmale und Bedürfnisse von Menschen mit Autismus zu erkennen. Autismus ist keine einheitliche Störung, sondern umfasst eine Vielzahl von Ausprägungen, die sowohl Herausforderungen als auch besondere

Stärken mit sich bringen. Das Konzept des Spektrums hilft uns, diese Vielfalt zu verstehen und die individuellen Unterschiede zu würdigen.

Menschen mit Autismus haben einzigartige Fähigkeiten, die oft aus ihrer besonderen Wahrnehmung der Welt resultieren. Gleichzeitig stehen sie vor spezifischen Herausforderungen, insbesondere im sozialen Bereich und im Umgang mit sensorischen Reizen. Eine unterstützende Umgebung, die auf die individuellen Bedürfnisse eingeht, ist entscheidend, damit Menschen mit Autismus ihr volles Potenzial entfalten können. Dieses Kapitel soll dazu beitragen, das Verständnis für das Autismus-Spektrum zu vertiefen und die Bedeutung der Unterstützung und Anerkennung der individuellen Vielfalt zu verdeutlichen.

Kapitel 4: Kommunikation und soziale Interaktion

Kommunikation und soziale Interaktion sind zentrale Aspekte im Leben eines jeden Menschen, die jedoch für Menschen mit Autismus oft besonders herausfordernd sein können. In diesem Kapitel untersuchen wir, welche Schwierigkeiten Menschen mit Autismus in der Kommunikation und sozialen Interaktion erleben, wie sich diese Herausforderungen äußern und welche

Unterstützungsstrategien es gibt. Außerdem betrachten wir, wie alternative Kommunikationsmethoden Menschen mit Autismus helfen können, sich auszudrücken und an der Gesellschaft teilzuhaben.

Herausforderungen in der Kommunikation

Die Art und Weise, wie Menschen mit Autismus kommunizieren, unterscheidet sich häufig von den Kommunikationsweisen neurotypischer Menschen. Einige Kinder mit Autismus entwickeln die Sprache deutlich später als ihre Altersgenossen, während andere zwar früh zu sprechen beginnen, aber Schwierigkeiten haben, die Sprache im sozialen Kontext sinnvoll zu nutzen. Sprachverzögerungen sind ein häufiges Merkmal des Autismus-Spektrums, und in einigen Fällen sprechen Kinder überhaupt nicht oder nur sehr wenig.

Menschen mit Autismus, die verbal kommunizieren können, haben oft Schwierigkeiten mit der pragmatischen Nutzung der Sprache, also der Fähigkeit, Sprache im sozialen Kontext angemessen einzusetzen. Sie könnten beispielsweise Schwierigkeiten haben, eine Unterhaltung aufrechtzuerhalten, Small Talk zu führen oder zwischen förmlicher und informeller

Sprache zu unterscheiden. Auch der Umgang mit Ironie, Metaphern oder Doppeldeutigkeiten fällt vielen schwer, da sie Sprache oft wörtlich verstehen. Ein Beispiel ist der Ausdruck "die Katze aus dem Sack lassen" – während neurotypische Menschen den metaphorischen Charakter dieses Satzes verstehen, könnte ein Mensch mit Autismus diesen Satz wörtlich interpretieren.

Ein weiteres häufiges Merkmal der Kommunikation bei Menschen mit Autismus ist die **Echolalie**. Dabei handelt es sich um das wiederholte Nachsprechen von Wörtern oder Sätzen, die sie zuvor gehört haben. Manche Menschen mit Autismus verwenden Echolalie als eine Methode, um mit anderen zu kommunizieren, da sie die wiederholten Sätze als Mittel der Interaktion einsetzen. Dies kann in manchen Situationen hilfreich sein, aber es kann auch zu Missverständnissen führen, wenn der Gegenüber nicht versteht, dass die Echolalie eine Form der Kommunikation ist.

Schwierigkeiten in der sozialen Interaktion

Die sozialen Herausforderungen von Menschen mit Autismus sind vielfältig und betreffen sowohl die Fähigkeit, soziale Signale zu verstehen, als auch die Fähigkeit, auf diese Signale angemessen zu reagieren. Ein zentrales Merkmal ist die

Schwierigkeit, **nonverbale Kommunikation** zu deuten. Dazu gehören Mimik, Gestik und der Tonfall der Stimme, die in der sozialen Interaktion eine wichtige Rolle spielen. Menschen mit Autismus fällt es oft schwer, die Emotionen ihres Gegenübers anhand von Gesichtsausdrücken oder Körpersprache zu erkennen. Diese fehlende intuitive Fähigkeit zur Interpretation nonverbaler Signale kann dazu führen, dass sie soziale Situationen als verwirrend oder überwältigend erleben.

Auch die **gegenseitige soziale Interaktion** ist häufig herausfordernd. Viele Menschen mit Autismus haben Schwierigkeiten, Gespräche zu beginnen oder aufrechtzuerhalten. Sie wissen möglicherweise nicht, wie sie ein Gespräch einleiten oder angemessen auf Fragen und Kommentare reagieren sollen. Darüber hinaus fällt es ihnen oft schwer, die Perspektive ihres Gegenübers einzunehmen, was als **Theory of Mind** bezeichnet wird. Theory of Mind ist die Fähigkeit, sich in die Gedanken und Gefühle anderer hineinzuversetzen. Menschen mit Autismus haben oft Schwierigkeiten, zu erkennen, was andere Menschen denken oder fühlen, was zu Missverständnissen und Problemen in der zwischenmenschlichen Kommunikation führen kann.

Ein weiteres charakteristisches Merkmal der sozialen Interaktion bei Menschen mit Autismus ist das **Fehlen von Interesse an sozialen Kontakten** oder das Unbehagen in sozialen Situationen. Während neurotypische Menschen oft Freude an sozialer Interaktion finden, empfinden viele Menschen mit Autismus solche Situationen als stressig oder ermüdend. Sie bevorzugen es häufig, alleine zu sein oder sich auf Aktivitäten zu konzentrieren, die ihnen Sicherheit und Struktur bieten. Es ist wichtig zu betonen, dass dies nicht bedeutet, dass Menschen mit Autismus keine sozialen Beziehungen wünschen – oft fehlen ihnen schlicht die Werkzeuge, um diese erfolgreich zu gestalten.

Alternative Kommunikationsmethoden

Für Menschen mit Autismus, die Schwierigkeiten mit der verbalen Kommunikation haben, gibt es verschiedene **alternative und unterstützende Kommunikationsmethoden (AAC)**, die ihnen helfen können, ihre Bedürfnisse und Wünsche auszudrücken. Zu diesen Methoden zählen Gebärdensprache, Bildkarten und elektronische Kommunikationsgeräte.

- **Bildgestützte Kommunikation**: Systeme wie PECS (Picture Exchange Communication System) verwenden Bildkarten, um Menschen mit Autismus dabei zu helfen, ihre Bedürfnisse auszudrücken. Dabei zeigt der Nutzer eine Bildkarte, die das darstellt, was er möchte, beispielsweise ein Bild von Wasser, um anzuzeigen, dass er Durst hat. Dieses System ist besonders für Kinder hilfreich, die noch keine verbale Sprache entwickelt haben.
- **Gebärdensprache**: Einige Menschen mit Autismus lernen Gebärdensprache, um sich auszudrücken. Dies kann besonders hilfreich sein, wenn das Sprechen für sie zu herausfordernd ist. Die Gebärdensprache bietet eine Möglichkeit, sich ohne Worte mitzuteilen, und wird oft in Kombination mit verbalen Ansätzen verwendet.
- **Elektronische Kommunikationshilfen**: Mit der fortschreitenden Technologie stehen Menschen mit Autismus heute eine Vielzahl von elektronischen Kommunikationsgeräten zur Verfügung. Tablets und spezielle Apps ermöglichen es ihnen, durch das Antippen von Symbolen oder das Schreiben von Wörtern zu kommunizieren. Diese Geräte

bieten eine große Flexibilität und können individuell an die Bedürfnisse des Nutzers angepasst werden.

Diese alternativen Kommunikationsmethoden können einen entscheidenden Unterschied für Menschen mit Autismus und ihre Familien bedeuten. Sie ermöglichen es den Betroffenen, sich mitzuteilen, ihre Bedürfnisse auszudrücken und aktiv an ihrer Umgebung teilzuhaben. Auch wenn alternative Kommunikationsmethoden die verbale Sprache nicht ersetzen, können sie eine wertvolle Ergänzung sein, die die Lebensqualität der Betroffenen erheblich verbessert.

Unterstützungsstrategien für die soziale Interaktion

Es gibt verschiedene **Strategien und Ansätze**, um Menschen mit Autismus dabei zu helfen, ihre sozialen Fähigkeiten zu verbessern und besser mit ihrer Umwelt zu interagieren. Ein solcher Ansatz ist das **soziale Kompetenztraining**, bei dem Menschen mit Autismus lernen, wie sie in verschiedenen sozialen Situationen reagieren können. Diese Trainingsprogramme sind darauf ausgelegt, spezifische soziale Fähigkeiten zu üben, wie zum Beispiel das Begrüßen von Menschen, das

Stellen von Fragen oder das Erkennen von sozialen Signalen.

Ein weiterer wichtiger Ansatz ist die **Verhaltenstherapie**, insbesondere die Angewandte Verhaltensanalyse (ABA). Bei der ABA werden gewünschte Verhaltensweisen durch positive Verstärkung gefördert, während unerwünschtes Verhalten reduziert wird. Dieses Prinzip kann auch auf die soziale Interaktion angewendet werden, indem soziale Fähigkeiten in kleinen, gut verständlichen Schritten geübt und belohnt werden.

Für Kinder bietet das Konzept der **Spieltherapie** eine Möglichkeit, soziale Fähigkeiten in einem spielerischen Kontext zu entwickeln. In der Spieltherapie wird das natürliche Interesse des Kindes am Spielen genutzt, um ihm zu helfen, soziale Regeln zu erlernen und mit anderen zu interagieren. Dies kann besonders für jüngere Kinder hilfreich sein, da das Spiel eine weniger bedrohliche und strukturelle Form der Interaktion darstellt.

Die Bedeutung von Empathie und Verständnis

Ein zentrales Element im Umgang mit Menschen mit Autismus ist das **Verständnis für ihre**

individuellen Bedürfnisse und die Bereitschaft, ihnen mit Empathie zu begegnen. Menschen mit Autismus erleben die Welt auf eine andere Weise, und dies bedeutet oft, dass sie sich in sozialen Situationen unwohl oder überfordert fühlen. Anstatt diese Schwierigkeiten als mangelndes Interesse oder Unfähigkeit zu deuten, ist es wichtig zu erkennen, dass viele der Verhaltensweisen von Menschen mit Autismus Bewältigungsstrategien sind, um mit einer oft überwältigenden Umwelt zurechtzukommen.

Eltern, Lehrkräfte und andere Bezugspersonen können viel dazu beitragen, die soziale Interaktion von Menschen mit Autismus zu unterstützen, indem sie ihnen die Zeit und den Raum geben, den sie brauchen, und indem sie geduldig und verständnisvoll sind. Das Anpassen der Umgebung, zum Beispiel durch das Schaffen eines ruhigen Raumes oder das Reduzieren von sensorischen Reizen, kann ebenfalls dazu beitragen, die sozialen Interaktionen zu erleichtern.

Persönliche Geschichten zur Kommunikation und sozialen Interaktion

Persönliche Geschichten können uns helfen, die Herausforderungen der Kommunikation und sozialen Interaktion bei Menschen mit Autismus besser zu verstehen. Ein Beispiel ist Jonas, ein siebenjähriger Junge, der keine verbale Sprache entwickelt hat. Jonas verwendet PECS, um seine Bedürfnisse auszudrücken. Seine Mutter erzählt, wie erleichtert er wirkte, als er zum ersten Mal in der Lage war, durch die Bildkarten mitzuteilen, dass er Hunger hat. Die Möglichkeit, sich auszudrücken, hat Jonas geholfen, Frustrationen abzubauen und eine stärkere Bindung zu seiner Familie aufzubauen.

Ein anderes Beispiel ist Lena, eine Jugendliche mit Asperger-Syndrom. Lena beschreibt, wie schwer es ihr fällt, mit ihren Mitschülern ins Gespräch zu kommen. Sie sagt, dass sie oft nicht versteht, wann sie etwas sagen soll oder wie sie auf bestimmte Kommentare reagieren soll. Durch ein soziales Kompetenztraining hat Lena jedoch gelernt, einige grundlegende soziale Regeln zu verstehen, was ihr geholfen hat, sich sicherer in sozialen Situationen zu fühlen. Sie erzählt, dass sie inzwischen eine kleine Gruppe von Freunden hat, die sie so akzeptieren, wie sie ist, und dass sie gelernt hat, ihre Schwierigkeiten in der Kommunikation offen anzusprechen.

Diese Geschichten verdeutlichen, dass Kommunikation und soziale Interaktion für Menschen mit Autismus zwar herausfordernd sein können, dass es jedoch Möglichkeiten gibt, diese Herausforderungen zu überwinden und ein erfülltes soziales Leben zu führen. Es erfordert Geduld, Verständnis und die Bereitschaft, neue Wege der Kommunikation zu finden, um die Bedürfnisse der Betroffenen zu erfüllen.

Fazit

Kommunikation und soziale Interaktion sind für Menschen mit Autismus oft besonders herausfordernd, da sie Schwierigkeiten haben, nonverbale Signale zu verstehen, Sprache im sozialen Kontext angemessen zu nutzen und die Perspektive anderer Menschen einzunehmen. Diese Herausforderungen können zu Missverständnissen und sozialer Isolation führen, doch es gibt viele Möglichkeiten, Menschen mit Autismus zu unterstützen.

Alternative Kommunikationsmethoden, soziale Kompetenztrainings und ein empathisches Umfeld sind entscheidende Faktoren, um Menschen mit Autismus zu helfen, sich auszudrücken und soziale Beziehungen aufzubauen. Menschen mit Autismus haben das gleiche Bedürfnis nach sozialen Kontakten wie alle anderen auch – sie brauchen jedoch besondere Unterstützung, um diese Kontakte erfolgreich gestalten zu können. Dieses

Kapitel soll dazu beitragen, ein besseres Verständnis für die Herausforderungen der Kommunikation und sozialen Interaktion zu entwickeln und Wege aufzuzeigen, wie diese bewältigt werden können.

Kapitel 5: Sensorische Wahrnehmung

Die sensorische Wahrnehmung ist ein Bereich, in dem Menschen mit Autismus oft besonders empfindlich sind. Ihre Wahrnehmung der Welt um sie herum unterscheidet sich häufig grundlegend von der Wahrnehmung neurotypischer Menschen. In diesem Kapitel beleuchten wir, welche sensorischen Herausforderungen Menschen mit Autismus erleben, wie sensorische Über- und Unterempfindlichkeiten das tägliche Leben beeinflussen können und welche Strategien zur Bewältigung dieser Herausforderungen existieren. Zudem betrachten wir die positiven Seiten der sensorischen Wahrnehmung, die viele Menschen mit Autismus erleben.

Sensorische Überempfindlichkeit

Viele Menschen mit Autismus erleben die Welt als intensiv und überwältigend, da sie auf sensorische Reize besonders empfindlich reagieren. Diese Überempfindlichkeit kann sich auf verschiedene

Sinne beziehen, wie das Hören, Sehen, Fühlen, Riechen oder Schmecken. Geräusche, die für neurotypische Menschen normal oder kaum wahrnehmbar sind, können für Menschen mit Autismus extrem laut und störend sein. Das Rauschen einer Klimaanlage, das Ticken einer Uhr oder das Summen von Neonlichtern können in einer Weise wahrgenommen werden, die für Betroffene unerträglich ist.

Ähnlich verhält es sich mit visuellen Reizen. Helles Licht oder flackernde Beleuchtung kann für Menschen mit Autismus eine große Belastung darstellen. Diese sensorische Überreizung führt oft dazu, dass Menschen mit Autismus Situationen vermeiden, die für andere Menschen völlig unproblematisch sind. Beispielsweise können Supermärkte mit ihrer Fülle an visuellen, akustischen und olfaktorischen Reizen extrem herausfordernd sein. Die Vielzahl der Geräusche, die grellen Farben und die Gerüche von Lebensmitteln können eine überwältigende Erfahrung sein und zu Stress, Angst oder sogar zu einem sensorischen Zusammenbruch (Meltdown) führen.

Die sensorische Überempfindlichkeit kann auch den Tastsinn betreffen. Manche Menschen mit Autismus empfinden bestimmte Materialien oder

Kleidungsstücke als unangenehm bis schmerzhaft. Kleidungsetiketten, raue Stoffe oder enge Kleidung können so unangenehm sein, dass sie zu Stress und Unbehagen führen. Diese Überempfindlichkeit führt dazu, dass Menschen mit Autismus oft sehr spezifische Vorlieben haben, wenn es um Kleidung oder Berührungen geht.

Sensorische Unterempfindlichkeit

Im Gegensatz zur Überempfindlichkeit gibt es auch Menschen mit Autismus, die eine sensorische Unterempfindlichkeit erleben. Das bedeutet, dass sie bestimmte Reize weniger intensiv wahrnehmen und aktiv nach Stimulation suchen, um diese sensorische Lücke zu füllen. Diese Unterempfindlichkeit kann dazu führen, dass Menschen mit Autismus auf der Suche nach sensorischer Stimulation ungewöhnliche Verhaltensweisen zeigen, wie zum Beispiel das Drehen im Kreis, das Schaukeln des Körpers oder das intensive Betasten von Oberflächen.

Menschen mit einer Unterempfindlichkeit gegenüber Berührungen könnten sich zu harten Umarmungen oder starkem Druck hingezogen fühlen, da diese Empfindungen ihnen ein Gefühl von Sicherheit und Geborgenheit vermitteln. Auch das Bedürfnis, ständig in Bewegung zu sein, kann mit einer sensorischen Unterempfindlichkeit zusammenhängen. Diese Menschen haben oft Schwierigkeiten, sich ruhig zu verhalten, weil sie ständig auf der Suche nach sensorischen Reizen sind, um sich im Gleichgewicht zu fühlen.

Sensorische Unterempfindlichkeit kann auch Auswirkungen auf die Schmerzempfindung haben. Manche Menschen mit Autismus nehmen Schmerzen weniger stark wahr, was dazu führen kann, dass Verletzungen erst spät bemerkt werden. Diese reduzierte Schmerzempfindlichkeit kann im Alltag zu zusätzlichen Risiken führen, da Betroffene möglicherweise nicht rechtzeitig auf gefährliche Situationen reagieren.

Die Auswirkungen der sensorischen Wahrnehmung auf den Alltag

Die sensorische Wahrnehmung spielt eine zentrale Rolle im Alltag von Menschen mit Autismus. Über- oder Unterempfindlichkeiten können alltägliche Aktivitäten zu einer Herausforderung machen und dazu führen, dass bestimmte Situationen vermieden werden. Der Schulalltag, der Arbeitsplatz oder öffentliche Verkehrsmittel sind Beispiele für Umgebungen, die aufgrund der Vielzahl sensorischer Reize sehr stressig sein können.

Ein Beispiel ist der Schulalltag. Klassenzimmer sind oft laut, es gibt viele visuelle Reize, und die Nähe zu anderen Menschen kann für Kinder mit Autismus überwältigend sein. Manche Kinder reagieren auf diese sensorische Überforderung mit Rückzug, andere zeigen auffälliges Verhalten, um auf ihre Überforderung aufmerksam zu machen. Lehrer und Schulpersonal sollten daher ein Verständnis für die sensorischen Bedürfnisse von Kindern mit Autismus entwickeln und Anpassungen vornehmen, um eine angenehme Lernumgebung zu schaffen.

Auch am Arbeitsplatz können sensorische Reize eine große Herausforderung darstellen. Laute Geräusche, intensive Beleuchtung oder das Tragen von bestimmter Arbeitskleidung können Stress und Unbehagen verursachen. Es ist wichtig, dass Arbeitgeber die Bedürfnisse von Menschen mit Autismus berücksichtigen und Anpassungen ermöglichen, damit sie in einer für sie angenehmen Umgebung arbeiten können. Flexible Arbeitszeiten, die Möglichkeit, in einem ruhigen Raum zu arbeiten, oder das Tragen von geräuschreduzierenden Kopfhörern können hier hilfreich sein.

Strategien zur Bewältigung sensorischer Herausforderungen

Es gibt verschiedene Strategien und Hilfsmittel, die Menschen mit Autismus helfen können, mit sensorischen Über- oder Unterempfindlichkeiten umzugehen. Diese Strategien zielen darauf ab, die sensorische Umgebung anzupassen oder individuelle Bewältigungsmechanismen zu entwickeln, um den Alltag besser zu bewältigen.

- **Sensorische Hilfsmittel**: Es gibt eine Vielzahl von sensorischen Hilfsmitteln, die Menschen mit Autismus helfen können, ihre sensorische Wahrnehmung zu regulieren. Dazu zählen geräuschreduzierende Kopfhörer, Sonnenbrillen gegen grelles Licht oder Gewichtsdecken, die ein beruhigendes Gefühl von Druck vermitteln. Diese Hilfsmittel können dazu beitragen, sensorische Reize zu reduzieren oder gezielt sensorische Stimulation bereitzustellen.
- **Rückzugsorte schaffen**: Für Menschen mit Autismus ist es wichtig, Rückzugsmöglichkeiten zu haben, in denen sie sich von sensorischen Reizen erholen können. Ein ruhiger Raum, eine Kuschelecke oder das Tragen von

Kapuzenpullovern kann helfen, einen geschützten Raum zu schaffen, in dem sie sich sicher und geborgen fühlen.

- **Routine und Struktur**: Eine klare Routine und Struktur im Alltag kann Menschen mit Autismus helfen, sensorische Herausforderungen besser zu bewältigen. Wenn sie wissen, was auf sie zukommt, können sie sich mental auf die sensorischen Reize einstellen und sind weniger überrascht oder überfordert. Eine visuelle Tagesstruktur, wie zum Beispiel eine Bildtafel, kann helfen, den Tag überschaubarer zu machen.
- **Therapeutische Ansätze**: Ergotherapie und sensorische Integrationstherapie sind zwei Ansätze, die darauf abzielen, Menschen mit Autismus dabei zu helfen, ihre sensorische Wahrnehmung besser zu verarbeiten. In der Ergotherapie lernen die Betroffenen, mit sensorischen Herausforderungen umzugehen und Strategien zu entwickeln, um den Alltag besser zu bewältigen. Die sensorische Integrationstherapie zielt darauf ab, die Fähigkeit zur Verarbeitung sensorischer Reize zu verbessern und das Nervensystem zu stärken.

Die positiven Seiten der sensorischen Wahrnehmung

Neben den Herausforderungen gibt es auch positive Aspekte der sensorischen Wahrnehmung bei Menschen mit Autismus. Viele Menschen mit Autismus haben eine besonders feine Wahrnehmung, die es ihnen ermöglicht, Details zu erkennen, die andere Menschen übersehen. Diese Fähigkeit zur Detailwahrnehmung kann in vielen Bereichen, wie der Kunst, der Musik oder der Wissenschaft, eine besondere Stärke darstellen.

Ein Beispiel ist die Fähigkeit, kleinste visuelle Details wahrzunehmen. Manche Menschen mit Autismus sind in der Lage, Muster oder Farbunterschiede zu erkennen, die anderen verborgen bleiben. Diese besondere visuelle Wahrnehmung kann im Bereich der Kunst eine große Stärke sein und zu außergewöhnlichen kreativen Leistungen führen. Auch in der Musik gibt es viele Menschen mit Autismus, die eine außergewöhnliche Empfindlichkeit für Klang haben und in der Lage sind, feinste Unterschiede in der Tonhöhe oder im Rhythmus wahrzunehmen.

Die sensorische Wahrnehmung kann auch als eine Quelle der Freude und des Wohlbefindens dienen. Viele Menschen mit Autismus genießen bestimmte sensorische Erfahrungen, wie das Spüren von Wasser, das Hören von beruhigender Musik oder das Betrachten von bestimmten Mustern. Diese sensorischen Vorlieben können ein wichtiger Teil der Identität und des Wohlbefindens sein und sollten gefördert und unterstützt werden.

Persönliche Geschichten zur sensorischen Wahrnehmung

Die sensorische Wahrnehmung spielt eine wichtige Rolle im Leben von Menschen mit Autismus, und persönliche Geschichten können helfen, diese Erfahrungen besser zu verstehen. Ein Beispiel ist Emma, eine junge Frau mit Autismus, die eine starke sensorische Überempfindlichkeit gegenüber Geräuschen hat. Emma erzählt, dass laute Geräusche für sie wie körperliche Schmerzen sind und dass sie oft Kopfhörer trägt, um sich vor unerwarteten Geräuschen zu schützen. Sie berichtet auch, wie wichtig es für sie ist, einen Rückzugsort zu haben, an dem sie sich sicher fühlt und ihre Sinne zur Ruhe kommen können.

Ein anderes Beispiel ist Tim, ein Junge mit Autismus, der eine sensorische Unterempfindlichkeit hat und ständig auf der Suche nach sensorischer Stimulation ist. Tim liebt es, sich zu drehen und zu schaukeln, da diese Bewegungen ihm helfen, sich zu entspannen und sich selbst zu spüren. Seine Eltern haben ihm eine Schaukel in seinem Zimmer installiert, die ihm hilft, sich zu beruhigen und seine sensorischen Bedürfnisse zu befriedigen. Tim's Mutter erzählt, dass die Schaukel nicht nur eine Quelle der Freude für Tim ist, sondern auch dazu beiträgt, dass er sich besser konzentrieren kann, wenn er zur Ruhe gekommen ist.

Fazit

Die sensorische Wahrnehmung ist ein zentraler Aspekt des Lebens von Menschen mit Autismus, der sowohl Herausforderungen als auch besondere Stärken mit sich bringt. Sensorische Überempfindlichkeit kann dazu führen, dass alltägliche Situationen zu einer großen Belastung werden, während sensorische Unterempfindlichkeit den Wunsch nach intensiver Stimulation hervorruft. Die Anpassung der Umgebung, der Einsatz von sensorischen Hilfsmitteln und die Entwicklung individueller Strategien sind entscheidende Faktoren, um Menschen mit Autismus zu helfen, ihre sensorischen Bedürfnisse zu bewältigen.

Die sensorische Wahrnehmung kann jedoch auch eine Quelle der Stärke und Freude sein. Menschen mit Autismus haben oft eine besondere Fähigkeit zur Detailwahrnehmung und können sensorische Erfahrungen in einer Tiefe erleben, die anderen verborgen bleibt. Dieses Kapitel soll dazu beitragen, das Verständnis für die sensorischen Herausforderungen und Stärken von Menschen mit Autismus zu vertiefen und Wege aufzeigen, wie diese sinnvoll unterstützt werden können.

Kapitel 6: Alltagsbewältigung und Routinen

Für Menschen mit Autismus ist der Alltag oft mit besonderen Herausforderungen verbunden. Routine und Struktur spielen dabei eine entscheidende Rolle, um den Alltag überschaubar und vorhersagbar zu gestalten. In diesem Kapitel gehen wir näher auf die Bedeutung von Routinen für Menschen mit Autismus ein, erläutern, welche Strategien zur Alltagsbewältigung beitragen können, und beleuchten, wie Veränderungen im Alltag bewältigt werden können. Außerdem betrachten wir, wie Familien und Betreuer eine unterstützende Rolle einnehmen können, um ein stabiles Umfeld zu schaffen.

Die Bedeutung von Routine und Vorhersehbarkeit

Menschen mit Autismus haben häufig ein ausgeprägtes Bedürfnis nach Routine und

Vorhersehbarkeit. Routinen bieten Sicherheit, weil sie den Tagesablauf strukturieren und damit helfen, Unsicherheiten zu vermeiden. Während viele neurotypische Menschen flexibel auf Veränderungen im Alltag reagieren können, empfinden Menschen mit Autismus solche Veränderungen oft als unangenehm oder sogar angstauslösend. Das Gefühl, die Kontrolle über die eigene Umgebung zu verlieren, kann zu Stress, Angst oder Verhaltensauffälligkeiten führen.

Routinen dienen als eine Art Anker, der Menschen mit Autismus hilft, die oft unvorhersehbare und komplexe Welt zu bewältigen. Durch eine feste Struktur wissen sie genau, was auf sie zukommt, und können sich mental auf die einzelnen Aktivitäten vorbereiten. Dadurch wird die Wahrscheinlichkeit von Überforderungssituationen reduziert. Viele Menschen mit Autismus entwickeln daher feste Rituale, die in bestimmten Situationen eingehalten werden müssen. Dies kann zum Beispiel bedeuten, dass der morgendliche Ablauf immer exakt gleich sein muss oder dass Gegenstände an einem bestimmten Platz liegen müssen.

Ein Beispiel für die Bedeutung von Routinen ist der Morgenablauf eines Kindes mit Autismus. Für viele Kinder ist der Morgen eine besonders herausfordernde Zeit, da es oft viele sensorische Reize gibt, die verarbeitet werden müssen – vom Aufstehen über das Anziehen bis hin zum Frühstücken. Ein fester Ablauf, bei dem alle Schritte immer in der gleichen Reihenfolge und ohne Überraschungen durchgeführt werden, kann helfen, Stress und Unsicherheit zu minimieren. Das Kind weiß genau, was als nächstes kommt, und kann sich darauf einstellen, was den Übergang von einer Aktivität zur nächsten erleichtert.

Alltagsbewältigung durch Struktur und Visualisierung

Eine bewährte Methode, um Menschen mit Autismus im Alltag zu unterstützen, ist die **Visualisierung von Abläufen**. Visuelle Hilfsmittel, wie zum Beispiel Bildkarten oder Piktogramme, helfen dabei, den Tag zu strukturieren und die einzelnen Schritte einer Aktivität verständlich zu machen. Besonders für Kinder mit Autismus, die Schwierigkeiten haben, verbale Anweisungen zu verstehen, können visuelle Hilfsmittel eine große Hilfe sein. Ein visueller Tagesplan kann beispielsweise aufzeigen, welche Aktivitäten anstehen, in welcher Reihenfolge sie durchgeführt werden und wann Pausen eingeplant sind. Diese

Vorhersehbarkeit gibt den Betroffenen ein Gefühl von Sicherheit und Kontrolle.

Ein weiteres wichtiges Hilfsmittel ist das Erstellen von **sozialen Geschichten**. Soziale Geschichten sind kurze, einfache Erzählungen, die eine bestimmte Situation oder Herausforderung beschreiben und erklären, wie man damit umgehen kann. Sie helfen Menschen mit Autismus, sich auf bestimmte Ereignisse vorzubereiten und angemessene Verhaltensweisen zu erlernen. Eine soziale Geschichte könnte zum Beispiel beschreiben, wie man sich verhält, wenn man zum ersten Mal zum Zahnarzt geht, oder wie man sich in einer Warteschlange verhält. Diese Geschichten tragen dazu bei, Unsicherheiten zu reduzieren und das Verständnis für soziale Situationen zu fördern.

Zusätzlich zu visuellen Plänen und sozialen Geschichten können **Timer** eine nützliche Methode sein, um den Tagesablauf zu strukturieren. Timer können helfen, den Übergang von einer Aktivität zur nächsten zu erleichtern, indem sie eine klare zeitliche Begrenzung setzen. Ein akustisches oder visuelles Signal zeigt an, wann eine Aktivität endet und die nächste beginnt, was besonders für Menschen hilfreich sein kann, die Schwierigkeiten mit dem Zeitgefühl haben.

Der Umgang mit Veränderungen

Veränderungen im Alltag sind für viele Menschen mit Autismus eine große Herausforderung, da sie das Bedürfnis nach Routine und Vorhersehbarkeit stören. Schon kleine Veränderungen, wie zum Beispiel ein anderer Weg zur Schule oder eine neue Lehrkraft, können Stress und Angst auslösen. Es ist daher wichtig, Menschen mit Autismus frühzeitig auf Veränderungen vorzubereiten und ihnen zu helfen, diese besser zu bewältigen.

Eine Methode, um Veränderungen weniger bedrohlich zu machen, ist die **schrittweise Einführung von neuen Abläufen**. Anstatt eine Veränderung plötzlich vorzunehmen, kann es hilfreich sein, sie schrittweise und in kleinen, überschaubaren Schritten umzusetzen. Wenn zum Beispiel ein Umzug ansteht, könnte man dem Betroffenen zunächst Fotos der neuen Wohnung zeigen, gemeinsam den Weg dorthin erkunden und die Veränderungen nach und nach besprechen. Dadurch wird die Veränderung greifbarer und weniger beängstigend.

Auch **Rituale** können helfen, Veränderungen zu bewältigen. Ein vertrautes Ritual kann als eine Art Brücke dienen, die den Übergang von einer Situation zur anderen erleichtert. Wenn ein Kind zum Beispiel eine neue Schule besuchen muss, könnte ein vertrautes Ritual, wie das Packen eines bestimmten Gegenstands in den Schulrucksack, helfen, die Unsicherheit zu reduzieren und ein Gefühl von Kontinuität zu vermitteln.

Darüber hinaus ist es hilfreich, Veränderungen im Voraus **anzukündigen** und die betroffene Person aktiv in den Prozess einzubeziehen. Dies kann bedeuten, dass man gemeinsam bespricht, welche Veränderungen anstehen, und die Möglichkeit bietet, Fragen zu stellen oder Sorgen zu äußern. Je mehr Informationen die Person hat, desto besser kann sie sich mental darauf vorbereiten. Auch **visuelle Unterstützung**, wie Fotos oder Videos der neuen Situation, kann helfen, die Veränderung verständlicher und weniger beängstigend zu machen.

Selbstständigkeit im Alltag fördern

Ein weiteres wichtiges Ziel bei der Unterstützung von Menschen mit Autismus ist es, ihre **Selbstständigkeit im Alltag** zu fördern. Viele Menschen mit Autismus haben Schwierigkeiten, Alltagsaktivitäten selbstständig zu bewältigen, da sie die einzelnen Schritte nicht immer intuitiv erfassen. Das Erlernen von Alltagsfähigkeiten erfordert daher oft eine genaue Anleitung und viel

Übung. Hierbei können visuelle Schritt-für-Schritt-Anleitungen helfen, die einzelnen Abläufe zu verstehen und eigenständig durchzuführen.

Ein Beispiel ist das Erlernen der **Körperpflege**. Während neurotypische Kinder viele der notwendigen Schritte durch Nachahmung erlernen, benötigen Kinder mit Autismus oft eine explizite Anleitung. Eine visuelle Anleitung, die die einzelnen Schritte des Zähneputzens oder Händewaschens zeigt, kann hier sehr hilfreich sein. Durch wiederholtes Üben und die Verwendung von klaren, visuellen Anweisungen kann die Selbstständigkeit schrittweise erhöht werden.

Auch die **Erstellung von Checklisten** kann eine gute Methode sein, um Alltagsaktivitäten zu strukturieren und die Selbstständigkeit zu fördern. Eine Checkliste, die die Aufgaben des Tages auflistet, kann helfen, den Überblick zu behalten und sicherzustellen, dass nichts vergessen wird. Checklisten sind besonders für ältere Kinder und Erwachsene hilfreich, die lernen möchten, ihren Alltag selbst zu organisieren und Verantwortung für ihre Aufgaben zu übernehmen.

Unterstützung durch die Familie

Die Familie spielt eine zentrale Rolle bei der Alltagsbewältigung von Menschen mit Autismus. Eltern, Geschwister und andere Familienmitglieder sind oft die wichtigsten Unterstützer und tragen wesentlich dazu bei, ein stabiles und förderliches Umfeld zu schaffen. Eine der größten Herausforderungen für Familien ist es, den Alltag so zu gestalten, dass er sowohl den Bedürfnissen des Familienmitglieds mit Autismus als auch den Bedürfnissen der anderen Familienmitglieder gerecht wird.

Eltern von Kindern mit Autismus berichten häufig, dass eine klare Struktur im Alltag nicht nur ihrem Kind, sondern der gesamten Familie hilft. Feste Rituale, wie das gemeinsame Abendessen oder das Vorlesen einer Geschichte vor dem Schlafengehen, schaffen Sicherheit und geben dem Tag einen festen Rahmen. Gleichzeitig ist es wichtig, flexibel zu bleiben und auf die individuellen Bedürfnisse des Kindes einzugehen. Manchmal erfordert dies Kreativität und die Bereitschaft, neue Lösungen zu finden, um den Alltag möglichst stressfrei zu gestalten.

Auch **Geschwisterkinder** von Menschen mit Autismus spielen eine wichtige Rolle im

Familienleben. Sie übernehmen oft Verantwortung und unterstützen ihre Geschwister im Alltag. Es ist jedoch wichtig, dass auch die Bedürfnisse der Geschwister berücksichtigt werden und sie genügend Zeit und Raum für ihre eigenen Interessen haben. Der Austausch mit anderen Geschwistern, die ähnliche Erfahrungen machen, kann hier hilfreich sein und das Gefühl von Zusammenhalt stärken.

Unterstützung durch externe Helfer

Neben der Familie können auch **externe Helfer**, wie Therapeuten, Betreuer oder Lehrkräfte, eine wichtige Unterstützung im Alltag von Menschen mit Autismus sein. Diese Fachkräfte bringen spezifisches Wissen und Erfahrung mit, um Menschen mit Autismus in verschiedenen Lebensbereichen zu unterstützen. Ergotherapeuten können zum Beispiel helfen, Alltagsfähigkeiten zu trainieren, während Sprachtherapeuten die Kommunikationsfähigkeiten fördern. Auch Schulbegleiter spielen eine wichtige Rolle, indem sie den Schulalltag begleiten und Unterstützung bieten, um den Anforderungen des Unterrichts gerecht zu werden.

Die Zusammenarbeit zwischen Familie und externen Helfern ist von großer Bedeutung, um eine bestmögliche Unterstützung sicherzustellen. Regelmäßige Absprachen und der Austausch über Fortschritte, Herausforderungen und neue Ziele helfen dabei, die Unterstützung individuell anzupassen und bestmöglich auf die Bedürfnisse der betroffenen Person abzustimmen. Eine enge Zusammenarbeit zwischen Eltern, Lehrkräften und Therapeuten kann dazu beitragen, dass Menschen mit Autismus ein stabiles und unterstützendes Umfeld erleben, das ihnen hilft, ihre Fähigkeiten weiterzuentwickeln.

Persönliche Geschichten zur Alltagsbewältigung und Routinen

Persönliche Geschichten von Menschen mit Autismus und ihren Familien können helfen, ein besseres Verständnis für die Bedeutung von Routinen und Struktur im Alltag zu entwickeln. Ein Beispiel ist Ben, ein zehnjähriger Junge mit Autismus, der einen sehr strukturierten Tagesablauf hat. Seine Mutter erzählt, dass Ben jeden Morgen zur gleichen Zeit aufsteht, die gleiche Kleidung trägt und immer das gleiche Frühstück isst. Diese Routine hilft Ben, sich sicher zu fühlen und den Tag gut zu beginnen. Wenn etwas Unvorhergesehenes passiert, zum Beispiel ein Arzttermin, bereitet seine Mutter ihn frühzeitig darauf vor und erklärt ihm genau, was passieren wird. Ben hat auch ein kleines Album mit Fotos, das ihm hilft, sich auf neue Situationen einzustellen.

Ein weiteres Beispiel ist Anna, eine junge Frau mit Autismus, die im Erwachsenenalter gelernt hat, ihren Alltag selbst zu strukturieren. Anna verwendet Checklisten und visuelle Pläne, um ihre täglichen Aufgaben zu organisieren. Sie beschreibt, wie sehr ihr diese Hilfsmittel helfen, den Überblick zu behalten und sich auf neue Aufgaben vorzubereiten. Anna hat auch gelernt, Veränderungen besser zu bewältigen, indem sie Rituale entwickelt hat, die ihr Sicherheit geben. Wenn sie zum Beispiel eine neue Arbeitssituation erwartet, nimmt sie sich immer einige Minuten Zeit, um in ihrem Notizbuch zu schreiben und sich mental auf die Veränderung vorzubereiten. Diese kleinen Rituale geben ihr das Gefühl, die Kontrolle zu behalten, und helfen ihr, sich auf neue Herausforderungen einzulassen.

Ein weiteres Beispiel ist Tom, ein junger Erwachsener mit Autismus, der in einer betreuten Wohneinrichtung lebt. Tom hat lange gebraucht, um den Alltag in einer neuen Umgebung zu bewältigen. Die Betreuer haben gemeinsam mit Tom einen detaillierten Tagesplan entwickelt, der alle Aktivitäten des Tages enthält – vom Aufstehen über die Mahlzeiten bis hin zu Freizeitaktivitäten. Tom beschreibt, dass dieser Plan ihm hilft, sich sicher zu fühlen und besser zu wissen, was ihn erwartet. Außerdem hat er gelernt, kleine Veränderungen zu akzeptieren, indem er gemeinsam mit seinen Betreuern Strategien entwickelt hat, die ihm helfen, mit unvorhergesehenen Ereignissen umzugehen. Eine dieser Strategien ist das Führen eines Tagebuchs, in dem Tom seine Gedanken und Gefühle festhält. Dieses Tagebuch hilft ihm, besser mit seinen Emotionen umzugehen und Veränderungen als weniger bedrohlich zu empfinden.

Fazit

Die Alltagsbewältigung ist für Menschen mit Autismus oft mit besonderen Herausforderungen verbunden, da Veränderungen und unvorhergesehene Ereignisse als stressig und beängstigend empfunden werden können. Routinen und Struktur sind entscheidende Faktoren, um den Alltag überschaubar und vorhersehbar zu gestalten und dadurch Sicherheit zu geben. Visuelle Hilfsmittel, soziale Geschichten und Rituale können helfen, den Alltag zu strukturieren und Veränderungen besser zu bewältigen.

Die Förderung der Selbstständigkeit ist ein wichtiges Ziel in der Unterstützung von Menschen mit Autismus, und die Familie spielt dabei eine zentrale Rolle. Eltern, Geschwister und andere Bezugspersonen tragen wesentlich dazu bei, ein stabiles Umfeld zu schaffen und individuelle Bedürfnisse zu berücksichtigen. Auch externe Helfer, wie Therapeuten und Betreuer, können einen wertvollen Beitrag leisten, um Menschen mit Autismus in ihrem Alltag zu unterstützen. Dieses Kapitel soll dazu beitragen, das Verständnis für die Herausforderungen der Alltagsbewältigung zu vertiefen und Wege aufzeigen, wie Menschen mit Autismus sinnvoll unterstützt werden können.

Kapitel 7: Schule und Bildung

Der Schulalltag stellt für viele Kinder und Jugendliche mit Autismus eine besondere Herausforderung dar. Das komplexe soziale Umfeld, die Vielzahl an sensorischen Reizen und die Anforderungen des Unterrichts können zu Stress und Überforderung führen. In diesem Kapitel beleuchten wir die Herausforderungen, die Menschen mit Autismus im Bildungssystem erleben, sowie die verschiedenen Möglichkeiten der schulischen Unterstützung. Außerdem betrachten wir inklusive Bildung und spezielle Fördermöglichkeiten, die dazu beitragen können, dass Menschen mit Autismus eine positive Schulerfahrung machen.

Herausforderungen im Schulalltag

Der Schulalltag ist für Kinder und Jugendliche mit Autismus oft eine besonders anspruchsvolle Zeit. Die Herausforderungen beginnen häufig schon morgens mit dem Weg zur Schule, der eine Reihe von sensorischen Reizen und sozialen Interaktionen beinhaltet, die für viele Kinder mit Autismus überwältigend sein können. Der Geräuschpegel im Schulbus, die Unvorhersehbarkeit von Verkehrssituationen und die Notwendigkeit, sich in einer Gruppe zu bewegen, sind nur einige der vielen Faktoren, die Stress auslösen können.

Im Schulgebäude selbst setzt sich diese Überforderung oft fort. Klassenzimmer sind in der Regel laut und voll, es gibt viele visuelle Reize, und die Nähe zu anderen Schülern kann für Kinder mit Autismus schwer zu ertragen sein. Diese sensorische Überforderung führt dazu, dass Kinder mit Autismus Schwierigkeiten haben, sich auf den Unterricht zu konzentrieren und den Anforderungen des schulischen Alltags gerecht zu werden. Darüber hinaus stellt auch das soziale Miteinander eine große Herausforderung dar. Das Verstehen sozialer Regeln, das Bilden von Freundschaften und das Navigieren in sozialen Gruppen sind Fähigkeiten, die für viele Kinder mit Autismus schwer zu erlernen sind.

Viele Kinder mit Autismus leiden auch unter der Unvorhersehbarkeit des Schulalltags. Ein plötzlicher Wechsel im Stundenplan, ein ungeplantes Ereignis oder eine Vertretungsstunde kann zu großer Verunsicherung führen. Diese fehlende Kontrolle über den Tagesablauf kann zu Angstgefühlen und in einigen Fällen zu Verhaltensauffälligkeiten führen, die oft missverstanden werden.

Inklusive Bildung: Chancen und Herausforderungen

Inklusive Bildung bedeutet, dass alle Kinder – unabhängig von ihren individuellen Fähigkeiten und Bedürfnissen – gemeinsam lernen. Für Kinder mit Autismus kann die inklusive Bildung eine große Chance darstellen, da sie die Möglichkeit haben, in einer normalen Schulumgebung zu lernen und soziale Kontakte zu neurotypischen Kindern zu knüpfen. Gleichzeitig kann die inklusive Bildung aber auch große Herausforderungen mit sich bringen, wenn die notwendigen Unterstützungsmaßnahmen fehlen.

Damit inklusive Bildung für Kinder mit Autismus erfolgreich sein kann, ist es entscheidend, dass Lehrkräfte ausreichend geschult sind und die nötigen Ressourcen zur Verfügung stehen. Lehrkräfte sollten ein Verständnis für die besonderen Bedürfnisse von Kindern mit Autismus entwickeln und wissen, wie sie auf Verhaltensweisen reagieren können, die aus Überforderung oder sensorischer Überreizung resultieren. Dazu gehört auch das Wissen um die Bedeutung von Struktur und Vorhersehbarkeit im Schulalltag, das Schaffen von Rückzugsmöglichkeiten im Klassenzimmer und die Verwendung von visuellen Hilfsmitteln, um den Unterricht verständlicher zu gestalten.

Inklusive Bildung bietet auch die Möglichkeit, **soziales Lernen** zu fördern, da neurotypische Kinder und Kinder mit Autismus voneinander lernen können. Neurotypische Kinder lernen, Rücksicht zu nehmen und Vielfalt zu akzeptieren, während Kinder mit Autismus lernen, sich in einem sozialen Umfeld zu bewegen und Beziehungen aufzubauen. Diese Art von Lernen ist jedoch nur dann erfolgreich, wenn alle Beteiligten – Lehrkräfte, Eltern und Schüler – aktiv daran arbeiten, eine unterstützende und verständnisvolle Umgebung zu schaffen.

Spezielle Fördermöglichkeiten

Neben der inklusiven Bildung gibt es auch spezielle Fördermöglichkeiten, die auf die Bedürfnisse von Kindern mit Autismus zugeschnitten sind. Förderschulen, die sich auf Kinder mit Entwicklungsstörungen spezialisiert haben, bieten oft kleinere Klassen, eine individuellere Betreuung und speziell geschulte Lehrkräfte. Diese Schulen können für Kinder mit Autismus ein unterstützendes Umfeld bieten, in dem sie besser auf ihre individuellen Bedürfnisse eingehen und die notwendige Unterstützung erhalten, um ihre Potenziale zu entfalten.

Ein weiterer wichtiger Aspekt der Förderung von Kindern mit Autismus ist die **Schulbegleitung**. Schulbegleiter – auch Integrationshelfer genannt – unterstützen das Kind im Schulalltag, indem sie ihm helfen, den Unterricht zu verstehen, soziale Interaktionen zu meistern und mit schwierigen Situationen umzugehen. Die Schulbegleitung spielt eine wichtige Rolle dabei, dem Kind Sicherheit zu geben und dafür zu sorgen, dass es am Unterricht und am sozialen Leben der Schule teilhaben kann. Schulbegleiter können auch eine wichtige Schnittstelle zwischen Lehrkräften, Eltern und dem Kind darstellen und dazu beitragen, dass die individuellen Bedürfnisse des Kindes im Schulalltag berücksichtigt werden.

Therapeutische Angebote wie Ergotherapie, Sprachtherapie oder Verhaltenstherapie können ebenfalls wichtige Fördermöglichkeiten darstellen, die den Schulalltag ergänzen. Diese Therapien helfen dabei, spezifische Fähigkeiten zu entwickeln, die im schulischen Kontext benötigt werden, wie zum Beispiel Feinmotorik für das Schreiben, Kommunikationsfähigkeiten oder die Fähigkeit zur Selbstregulation in stressigen Situationen.

Unterstützung im Klassenzimmer

Die Unterstützung von Kindern mit Autismus im Klassenzimmer erfordert ein Verständnis für ihre besonderen Bedürfnisse und eine flexible Anpassung der Lernumgebung. Eine der wichtigsten Maßnahmen ist das **Schaffen einer strukturierten Umgebung**, die klare Erwartungen und Abläufe vermittelt. Ein strukturierter Tagesplan, der visuell dargestellt wird, kann Kindern mit Autismus helfen, den Tag besser zu verstehen und sich auf die einzelnen Aktivitäten vorzubereiten.

Visuelle Hilfsmittel sind auch im Unterricht eine wertvolle Unterstützung. Viele Kinder mit Autismus profitieren von visuellen Anweisungen, da sie

Schwierigkeiten haben, verbale Anweisungen schnell zu verarbeiten. Lehrkräfte können visuelle Hilfsmittel verwenden, um den Unterrichtsstoff anschaulicher zu gestalten, Arbeitsanweisungen klar darzustellen und den Kindern zu helfen, den Überblick über die Aufgaben zu behalten. Dies kann durch den Einsatz von Symbolen, Bildern oder schriftlichen Anweisungen erfolgen, die den Unterricht strukturieren und die Erwartungen verdeutlichen.

Ein weiterer wichtiger Aspekt der Unterstützung im Klassenzimmer ist das **Schaffen von Rückzugsmöglichkeiten**. Für viele Kinder mit Autismus ist es wichtig, sich bei Bedarf zurückziehen zu können, wenn die sensorischen Reize oder die sozialen Anforderungen zu überwältigend werden. Ein ruhiger Ort im Klassenzimmer oder ein speziell eingerichteter Rückzugsraum kann dem Kind helfen, sich zu beruhigen und neue Kraft zu schöpfen. Diese Rückzugsräume sollten so gestaltet sein, dass sie wenig sensorische Reize bieten und dem Kind die Möglichkeit geben, sich in einer geschützten Umgebung zu erholen.

Differenzierte Aufgabenstellungen sind ebenfalls von großer Bedeutung, um Kinder mit Autismus im Unterricht zu unterstützen. Lehrkräfte sollten die individuellen Fähigkeiten und Interessen der Kinder berücksichtigen und Aufgaben so anpassen, dass sie dem jeweiligen Entwicklungsstand und den besonderen Bedürfnissen des Kindes entsprechen. Dies kann bedeuten, dass ein Kind an einer vereinfachten Version einer Aufgabe arbeitet oder dass es mehr Zeit erhält, um eine Aufgabe zu bearbeiten. Auch die Möglichkeit, alternative Methoden zur Bearbeitung von Aufgaben zu nutzen, wie zum Beispiel den Einsatz von Computerprogrammen oder Tablets, kann eine hilfreiche Unterstützung sein.

Soziale Integration fördern

Die soziale Integration von Kindern mit Autismus in der Schule ist eine wichtige Aufgabe, die oft besondere Maßnahmen erfordert. Viele Kinder mit Autismus haben Schwierigkeiten, soziale Kontakte zu knüpfen und Freundschaften zu schließen. Das liegt nicht daran, dass sie kein Interesse an sozialen Beziehungen haben, sondern daran, dass sie die sozialen Regeln oft nicht intuitiv verstehen. Lehrkräfte und Schulbegleiter können hier unterstützen, indem sie gezielt soziale Situationen erklären und dem Kind helfen, angemessene Verhaltensweisen zu erlernen.

Geleitete Gruppenspiele oder **soziale Kompetenztrainings** sind bewährte Methoden, um die sozialen Fähigkeiten von Kindern mit Autismus zu fördern. In diesen Trainings lernen die Kinder, wie sie in bestimmten sozialen Situationen reagieren können, wie sie ein Gespräch beginnen oder auf die Gefühle anderer Menschen eingehen. Diese Fähigkeiten können ihnen helfen, besser in die Klassengemeinschaft integriert zu werden und sich wohler im sozialen Umfeld der Schule zu fühlen.

Ein weiteres unterstützendes Element sind **Paten- oder Buddy-Programme**, bei denen neurotypische Kinder als Unterstützungspartner für Kinder mit Autismus fungieren. Diese Programme fördern nicht nur die soziale Integration, sondern tragen auch dazu bei, das Verständnis und die Akzeptanz für Vielfalt innerhalb der Klasse zu stärken. Der Austausch zwischen Kindern mit und ohne Autismus hilft dabei, Berührungsängste abzubauen und eine inklusive und unterstützende Klassengemeinschaft zu schaffen.

Rollenspiele können ebenfalls eine hilfreiche Methode sein, um soziale Fähigkeiten zu trainieren. In Rollenspielen haben Kinder mit Autismus die Möglichkeit, verschiedene soziale Situationen in einem sicheren und kontrollierten Rahmen zu üben. Sie lernen, wie sie in bestimmten Situationen reagieren können, und erhalten direktes Feedback, das ihnen hilft, ihr Verhalten besser zu verstehen und anzupassen.

Die Rolle der Eltern und des Umfelds

Die Zusammenarbeit zwischen Schule und Eltern ist entscheidend für den Bildungserfolg von Kindern mit Autismus. Eltern kennen die besonderen Bedürfnisse ihres Kindes am besten und können wertvolle Hinweise geben, wie diese im Schulalltag berücksichtigt werden können. Regelmäßige Gespräche zwischen Lehrkräften, Eltern und Schulbegleitern sind wichtig, um den Lernfortschritt zu besprechen, mögliche Schwierigkeiten zu erkennen und gemeinsam Lösungen zu entwickeln.

Auch das soziale Umfeld spielt eine wichtige Rolle im Schulalltag von Kindern mit Autismus. **Mitschüler und deren Eltern** sollten über Autismus aufgeklärt werden, um Verständnis und Akzeptanz zu fördern. Workshops oder Informationsveranstaltungen können dazu beitragen, Berührungsängste abzubauen und ein inklusives Umfeld zu schaffen. Wenn Mitschüler verstehen, warum ein Kind mit Autismus in bestimmten Situationen anders reagiert, sind sie eher bereit, unterstützend zu handeln und das Kind in die Klassengemeinschaft einzubeziehen.

Elterngruppen und **Elternnetzwerke** können ebenfalls eine wichtige Unterstützung darstellen. Der Austausch mit anderen Eltern, die ähnliche Erfahrungen machen, bietet nicht nur emotionale Unterstützung, sondern auch wertvolle praktische Tipps, wie der Schulalltag besser gemeistert werden kann. Eltern können sich gegenseitig ermutigen und voneinander lernen, welche Strategien im Schulalltag hilfreich sind und wie sie ihr Kind bestmöglich unterstützen können.

Persönliche Geschichten aus dem Schulalltag

Die Schulerfahrung von Kindern mit Autismus kann sehr unterschiedlich sein, abhängig von der Unterstützung, die sie erhalten, und der Einstellung des Umfelds. . Paul hat eine Schulbegleiterin, die ihm hilft, den Unterricht zu verstehen und sich auf soziale Situationen einzulassen. Pauls Lehrerin berichtet, dass er dank der Unterstützung seiner Schulbegleiterin große Fortschritte gemacht hat und mittlerweile gut in die Klassengemeinschaft integriert ist. Durch ein Buddy-Programm hat Paul auch einen Freund gefunden, der ihm hilft, sich in der Pause sicherer zu fühlen und an Gruppenspielen teilzunehmen.

Ein weiteres Beispiel ist Lisa, die eine Förderschule besucht, die sich auf Kinder mit Autismus spezialisiert hat. Lisa profitiert von der kleineren Klassengröße und der individuelleren Betreuung. Ihre Lehrkräfte nutzen visuelle Pläne und soziale Geschichten, um den Unterricht zu strukturieren und Lisa zu helfen, neue Fähigkeiten zu erlernen. Lisa's Mutter erzählt, dass ihre Tochter durch die gezielte Förderung viel selbstbewusster geworden ist und nun auch Freude daran hat, neue Dinge auszuprobieren.

Diese persönlichen Geschichten zeigen, dass es keine universelle Lösung gibt, die für alle Kinder mit Autismus im schulischen Kontext funktioniert. Jeder Mensch mit Autismus hat individuelle Bedürfnisse, und die Unterstützung sollte entsprechend angepasst werden. Wichtig ist, dass die Kinder ein Umfeld erleben, das ihre besonderen Bedürfnisse berücksichtigt und ihnen die Möglichkeit gibt, ihr Potenzial zu entfalten.

Kapitel 8: Der Übergang ins Erwachsenenalter

Der Übergang von der Schule ins Erwachsenenalter ist für viele junge Menschen mit Autismus eine herausfordernde Zeit, die mit vielen Veränderungen und Unsicherheiten verbunden ist. Während die Schule oft eine strukturierte und unterstützende Umgebung bietet, stehen junge Erwachsene mit Autismus nach ihrem Schulabschluss vor neuen Fragen und Entscheidungen: Wie geht es weiter? Welche beruflichen Möglichkeiten gibt es? Welche Unterstützungen stehen zur Verfügung? In diesem Kapitel beleuchten wir die Herausforderungen, denen sich junge Erwachsene mit Autismus beim Übergang ins Erwachsenenalter stellen müssen, sowie die Unterstützungsmöglichkeiten, die ihnen zur Verfügung stehen, um einen möglichst reibungslosen Übergang zu gewährleisten.

Herausforderungen beim Übergang ins Erwachsenenalter

Der Übergang ins Erwachsenenalter bringt viele Herausforderungen für junge Menschen mit Autismus mit sich. Die Struktur, die während der Schulzeit das Leben geprägt hat, fällt weg, und plötzlich müssen sie sich in einer Welt zurechtfinden, die oft weniger vorhersehbar ist und weniger Unterstützung bietet. Diese Phase ist geprägt von Unsicherheiten und Ängsten, da viele junge Menschen nicht genau wissen, welche beruflichen und sozialen Möglichkeiten ihnen offenstehen.

Für viele Menschen mit Autismus ist die Veränderung der täglichen Routine besonders schwierig. Die gewohnte Struktur der Schule gibt ihnen Sicherheit, und der Verlust dieser Struktur kann zu großer Verunsicherung führen. Auch die sozialen Anforderungen, die mit dem Eintritt ins Erwachsenenleben verbunden sind, stellen eine große Herausforderung dar. Der Aufbau und die Pflege sozialer Beziehungen, die oft mit der Berufswelt oder anderen Aktivitäten verbunden sind, sind für Menschen mit Autismus häufig schwer zu bewältigen. Hinzu kommt, dass das Verstehen sozialer Regeln und die Kommunikation mit anderen Menschen weiterhin eine große Herausforderung darstellen können.

Ein weiterer bedeutender Aspekt ist die Frage der **beruflichen Perspektive**. Viele Menschen mit Autismus haben Schwierigkeiten, eine Arbeit zu finden, die ihren Fähigkeiten und Bedürfnissen entspricht. Oft fehlen Arbeitgebern das Wissen und die Bereitschaft, die notwendigen Anpassungen vorzunehmen, um Menschen mit Autismus einzustellen und zu unterstützen. Auch die Bewerbungsgespräche selbst, bei denen es stark auf soziale Kompetenzen und die Fähigkeit zur Selbstpräsentation ankommt, stellen oft eine hohe Hürde dar. Diese Herausforderungen führen dazu, dass die Arbeitslosenquote unter Menschen mit Autismus im Vergleich zur Allgemeinbevölkerung überdurchschnittlich hoch ist.

Ein weiterer wichtiger Punkt ist die **Überforderung durch administrative Aufgaben**. Viele junge Erwachsene mit Autismus müssen sich plötzlich mit komplexen Verwaltungsaufgaben auseinandersetzen, wie zum Beispiel Anträgen auf Sozialleistungen, Versicherungen oder die Organisation des täglichen Lebens. Diese Aufgaben können überwältigend sein und ohne die notwendige Unterstützung zu Rückzug und Vermeidung führen.

Unterstützung beim Übergang ins Erwachsenenalter

Um den Übergang ins Erwachsenenalter erfolgreich zu gestalten, ist es wichtig, dass junge Menschen mit Autismus und ihre Familien frühzeitig auf diese Phase vorbereitet werden. **Beratungsangebote** und **Übergangsprogramme** spielen dabei eine wichtige Rolle. Diese Programme sollen jungen Menschen mit Autismus dabei helfen, ihre Stärken und Interessen zu erkennen, berufliche Perspektiven zu entwickeln und die notwendigen Fähigkeiten zu erlernen, um selbstständig zu leben.

Ein wichtiger Baustein der Unterstützung sind **Berufsorientierungsprogramme**, die speziell auf die Bedürfnisse von Menschen mit Autismus zugeschnitten sind. Diese Programme bieten Praktika, die es den Teilnehmern ermöglichen, verschiedene Arbeitsbereiche kennenzulernen und herauszufinden, welche Art von Arbeit am besten zu ihnen passt. Auch die Unterstützung bei der Suche nach Ausbildungs- oder Arbeitsplätzen sowie die Vorbereitung auf Bewerbungsgespräche sind wichtige Bestandteile dieser Programme. Ziel ist es, den jungen Erwachsenen die notwendigen Werkzeuge an die Hand zu geben, um ihren Platz in der Arbeitswelt zu finden.

Darüber hinaus gibt es **Maßnahmen zur Förderung der sozialen Fähigkeiten**, die jungen Menschen mit Autismus helfen sollen, besser mit den Anforderungen des Erwachsenenlebens zurechtzukommen. Dazu gehören Trainingsprogramme, in denen sie lernen, wie man in sozialen Situationen agiert, wie man neue Kontakte knüpft und wie man bestehende Beziehungen pflegt. Diese Fähigkeiten sind besonders wichtig, um sich in der Arbeitswelt zurechtzufinden und ein soziales Netzwerk aufzubauen, das ihnen Unterstützung bietet.

Auch die Unterstützung bei der Entwicklung von **Alltagskompetenzen** ist entscheidend. Dazu gehören das Führen eines Haushalts, der Umgang mit Geld, das Planen von Einkäufen und das Zubereiten von Mahlzeiten. Oft werden diese Fähigkeiten in speziellen Schulungseinrichtungen oder im Rahmen von ergotherapeutischen Programmen vermittelt, die darauf abzielen, die Selbstständigkeit der jungen Erwachsenen schrittweise zu erhöhen.

Berufliche Perspektiven und Arbeitsmarktintegration

Die Integration in den Arbeitsmarkt ist eine zentrale Herausforderung für Menschen mit Autismus im Erwachsenenalter. Viele von ihnen verfügen über besondere Fähigkeiten, wie zum Beispiel eine hohe Detailgenauigkeit, analytisches Denken oder besondere Kenntnisse in einem spezifischen Fachbereich. Diese Fähigkeiten können in vielen Berufen von großem Vorteil sein, doch leider werden sie oft nicht erkannt oder nicht ausreichend gefördert. Ein Grund dafür ist, dass Arbeitgeber häufig nicht wissen, wie sie Menschen mit Autismus unterstützen können, oder dass sie Vorurteile haben, die einer Einstellung im Wege stehen.

Einige Unternehmen haben erkannt, dass Menschen mit Autismus besondere Stärken mitbringen, und bieten spezielle Programme an, um sie in den Arbeitsmarkt zu integrieren. Ein Beispiel dafür sind Unternehmen im Bereich der Informationstechnologie, die Menschen mit Autismus aufgrund ihrer besonderen Fähigkeiten im Bereich der Datenanalyse oder Programmierung einstellen. Solche Programme sind ein wichtiger Schritt, um Vorurteile abzubauen und die beruflichen Möglichkeiten von Menschen mit Autismus zu erweitern.

Ein weiteres wichtiges Konzept ist das **Supported Employment** (unterstützte Beschäftigung), bei dem Menschen mit Autismus durch spezielle Job-Coaches begleitet werden. Diese Coaches unterstützen die Betroffenen bei der Arbeitssuche, der Einarbeitung und auch im laufenden Arbeitsverhältnis, um sicherzustellen, dass sie die notwendigen Anpassungen erhalten und in der Lage sind, ihre Arbeit erfolgreich auszuführen. Dieses Modell hat sich in vielen Fällen als sehr erfolgreich erwiesen, da es Menschen mit Autismus ermöglicht, in einem normalen Arbeitsumfeld zu arbeiten und gleichzeitig die Unterstützung zu erhalten, die sie benötigen.

Auch **geschützte Werkstätten** bieten Menschen mit Autismus eine Möglichkeit, beruflich tätig zu sein. In geschützten Werkstätten können die Betroffenen in einem angepassten Umfeld arbeiten, das auf ihre Bedürfnisse abgestimmt ist. Die Arbeit in geschützten Werkstätten bietet eine strukturierte Tagesgestaltung und die Möglichkeit, sich beruflich zu betätigen, auch wenn der reguläre Arbeitsmarkt noch eine zu große Herausforderung darstellt. Für viele Menschen mit Autismus ist die Arbeit in einer geschützten Werkstatt ein wichtiger Schritt hin zu mehr Selbstständigkeit und gesellschaftlicher Teilhabe.

Selbstständiges Leben und Wohnmöglichkeiten

Der Übergang ins Erwachsenenalter beinhaltet auch die Frage, wie und wo junge Menschen mit Autismus leben werden. Viele von ihnen wünschen sich, so selbstständig wie möglich zu leben, doch dies ist oft mit großen Herausforderungen verbunden. **Selbstständiges Wohnen** erfordert eine Vielzahl von Fähigkeiten, die Menschen mit Autismus oft erst mühsam erlernen müssen. Dazu gehören das Führen eines Haushalts, die Organisation des täglichen Lebens und der Umgang mit Finanzen.

Es gibt verschiedene **Wohnmodelle**, die auf die Bedürfnisse von Menschen mit Autismus abgestimmt sind. Manche junge Erwachsene ziehen in eine betreute Wohngemeinschaft, in der sie Unterstützung im Alltag erhalten, aber gleichzeitig auch die Möglichkeit haben, ihre Selbstständigkeit zu entwickeln. In betreuten Wohngemeinschaften sind qualifizierte Betreuer vor Ort, die den Bewohnern bei der Bewältigung des Alltags zur Seite stehen und sie bei der Entwicklung von Fähigkeiten unterstützen, die für ein selbstständiges Leben notwendig sind.

Andere Menschen mit Autismus leben in einer eigenen Wohnung und werden durch **ambulante Dienste** unterstützt, die ihnen bei der Haushaltsführung, der Planung des Alltags oder der Bewältigung sozialer Herausforderungen zur Seite stehen. Diese Form der Unterstützung ermöglicht es den Betroffenen, ein hohes Maß an Selbstbestimmung zu bewahren und dennoch auf die notwendige Hilfe zurückgreifen zu können, wenn sie gebraucht wird. Ambulante Unterstützung kann je nach Bedarf unterschiedlich intensiv sein – von wöchentlichen Besuchen bis hin zu täglichen Hilfestellungen.

Auch **inklusive Wohnprojekte**, in denen Menschen mit und ohne Behinderung zusammenleben, sind eine Möglichkeit, die es Menschen mit Autismus ermöglicht, Teil einer Gemeinschaft zu sein und gleichzeitig ihre Unabhängigkeit zu wahren. Diese Wohnprojekte fördern nicht nur die Selbstständigkeit, sondern auch die soziale Integration, da die Bewohner voneinander lernen und sich gegenseitig unterstützen können. Inklusive Wohnprojekte sind ein wichtiger Schritt hin zu einer inklusiven Gesellschaft, in der Menschen mit unterschiedlichen Bedürfnissen und Fähigkeiten zusammenleben und sich gegenseitig bereichern.

Die Bedeutung von sozialer Unterstützung

Soziale Unterstützung ist ein entscheidender Faktor für den erfolgreichen Übergang ins Erwachsenenalter. Viele Menschen mit Autismus sind auf die Unterstützung ihrer Familie angewiesen, um den Alltag zu bewältigen und die notwendigen Entscheidungen zu treffen. Die Rolle der Familie ist daher von großer Bedeutung, und Eltern stehen häufig vor der Herausforderung, ihr Kind auf ein möglichst selbstständiges Leben vorzubereiten, gleichzeitig aber auch die notwendige Unterstützung zu bieten.

Selbsthilfegruppen und **Netzwerke** können in dieser Phase eine wertvolle Unterstützung bieten. Der Austausch mit anderen Menschen, die ähnliche

Erfahrungen machen, hilft, das Gefühl von Isolation zu überwinden und neue Perspektiven zu entwickeln. Auch der Kontakt zu Mentoren, die selbst Autismus haben und bereits erfolgreich ihren Weg ins Erwachsenenleben gefunden haben, kann für junge Erwachsene eine große Hilfe sein. Diese Mentoren können als Vorbilder dienen und wertvolle Tipps geben, wie man Herausforderungen bewältigen und eigene Ziele erreichen kann.

Ein weiterer wichtiger Aspekt der sozialen Unterstützung ist die **Förderung sozialer Kontakte und Freizeitaktivitäten**. Viele Menschen mit Autismus haben Schwierigkeiten, soziale Kontakte zu knüpfen, und sind daher oft sozial isoliert. Freizeitaktivitäten, die speziell auf die Bedürfnisse von Menschen mit Autismus zugeschnitten sind, bieten eine Möglichkeit, neue Kontakte zu knüpfen und soziale Fähigkeiten in einem geschützten Rahmen zu entwickeln. Diese Aktivitäten können von Sportgruppen über kreative Workshops bis hin zu Ausflügen reichen und helfen den Betroffenen, Teil einer Gemeinschaft zu werden und neue Freundschaften zu schließen.

Kapitel 9: Gesundheit und Wohlbefinden

Gesundheit und Wohlbefinden sind für alle Menschen von großer Bedeutung, jedoch gibt es für Menschen mit Autismus besondere Herausforderungen, die eine individuelle Herangehensweise erfordern. In diesem Kapitel werden wir auf die physischen und psychischen Gesundheitsaspekte eingehen, die für Menschen mit Autismus besonders wichtig sind, und betrachten, welche Strategien es gibt, um das Wohlbefinden zu fördern. Dabei gehen wir auch auf die Bedeutung von Gesundheitsvorsorge, den Zugang zu medizinischer Versorgung und die Förderung der psychischen Gesundheit ein.

Physische Gesundheit und medizinische Versorgung

Die physische Gesundheit von Menschen mit Autismus wird häufig durch bestimmte Besonderheiten beeinflusst, die mit dem Autismus einhergehen. Viele Menschen mit Autismus haben beispielsweise Schwierigkeiten, ihre körperlichen Bedürfnisse klar auszudrücken. Das kann dazu führen, dass Schmerzen oder andere gesundheitliche Probleme erst spät erkannt werden. Zudem sind Menschen mit Autismus oft empfindlicher gegenüber sensorischen Reizen, was Arztbesuche oder medizinische Untersuchungen zu einer belastenden Erfahrung machen kann.

Ein wichtiger Faktor für die **physische Gesundheit** von Menschen mit Autismus ist die regelmäßige Gesundheitsvorsorge. Es ist wichtig, dass Arztbesuche in einer Umgebung stattfinden, die den Bedürfnissen des Betroffenen gerecht wird. Dies kann bedeuten, dass die Untersuchungen in einem ruhigen Raum ohne grelles Licht durchgeführt werden, oder dass der Arzt oder die Ärztin besondere Rücksicht auf die Empfindlichkeit des Patienten nimmt. Auch die Kommunikation muss oft angepasst werden – viele Menschen mit Autismus bevorzugen eine klare, direkte Sprache, die keine Doppeldeutigkeiten enthält.

Menschen mit Autismus haben oft auch besondere gesundheitliche Bedürfnisse, die sich in **Magen-Darm-Problemen**, **Schlafstörungen** oder **Nahrungsmittelunverträglichkeiten** äußern können. Diese gesundheitlichen Probleme können das tägliche Leben erheblich beeinträchtigen und erfordern eine gezielte medizinische Betreuung. Schlafstörungen sind beispielsweise sehr häufig, und ein gestörter Schlaf kann sich negativ auf das allgemeine Wohlbefinden und die Fähigkeit zur Bewältigung des Alltags auswirken. Eine individuell angepasste Schlafroutine sowie der Einsatz von unterstützenden Maßnahmen wie beruhigender

Musik oder speziellen Lichtquellen können hilfreich sein, um den Schlaf zu verbessern.

Ein weiteres wichtiges Thema ist die **körperliche Aktivität**. Bewegung ist für das allgemeine Wohlbefinden von großer Bedeutung, doch viele Menschen mit Autismus haben Schwierigkeiten, sich für sportliche Aktivitäten zu motivieren oder geeignete Sportarten zu finden. Oftmals stehen sensorische Herausforderungen im Vordergrund – beispielsweise das Unbehagen beim Berühren bestimmter Sportgeräte oder die Überforderung durch laute Geräusche in Fitnessstudios. Es ist daher wichtig, körperliche Aktivitäten zu finden, die auf die individuellen Bedürfnisse abgestimmt sind. Schwimmen, Wandern oder Yoga sind Beispiele für Aktivitäten, die vielen Menschen mit Autismus guttun und eine beruhigende Wirkung haben können.

Psychische Gesundheit und Wohlbefinden

Die **psychische Gesundheit** ist für Menschen mit Autismus von besonderer Bedeutung, da sie häufig unter zusätzlichen Belastungen leiden, die mit dem Umgang mit ihrer Umwelt verbunden sind. Viele Menschen mit Autismus haben ein erhöhtes Risiko, im Laufe ihres Lebens psychische Erkrankungen wie **Depressionen**, **Angststörungen** oder

Zwangsstörungen zu entwickeln. Dies ist oft darauf zurückzuführen, dass sie sich in einer Welt zurechtfinden müssen, die nicht immer ihren Bedürfnissen entspricht, und dass sie ständig mit sensorischen Überreizungen und sozialen Herausforderungen konfrontiert sind.

Ein wichtiger Aspekt der Unterstützung der psychischen Gesundheit ist der Zugang zu **psychotherapeutischen Angeboten**, die auf die spezifischen Bedürfnisse von Menschen mit Autismus abgestimmt sind. Nicht alle Therapieformen sind für Menschen mit Autismus geeignet, daher ist es wichtig, dass Therapeuten über Erfahrung im Umgang mit Autismus verfügen und in der Lage sind, die Therapie entsprechend anzupassen. **Kognitive Verhaltenstherapie** (CBT) hat sich als eine hilfreiche Methode erwiesen, um Menschen mit Autismus dabei zu unterstützen, mit Ängsten und negativen Gedanken umzugehen. Dabei ist es wichtig, die Therapie so zu gestalten, dass sie visuell und konkret ist, um den Zugang zu erleichtern.

Auch die **Bewältigung von Stress** spielt eine zentrale Rolle für das psychische Wohlbefinden. Menschen mit Autismus erleben häufig Stress aufgrund von sensorischen Überreizungen oder sozialen Anforderungen. Entspannungstechniken, wie zum Beispiel Atemübungen, Meditation oder das Hören von beruhigender Musik, können hilfreich sein, um Stress zu reduzieren und das allgemeine Wohlbefinden zu verbessern. Darüber hinaus sind **Rückzugsmöglichkeiten** wichtig, in denen sich Menschen mit Autismus von der Reizüberflutung erholen können.

Förderung des Wohlbefindens durch Routinen und Selbstfürsorge

Für Menschen mit Autismus sind **Routinen** ein wesentlicher Bestandteil des Wohlbefindens. Feste Abläufe und eine klare Struktur geben Sicherheit und reduzieren die Unsicherheit, die oft mit neuen oder unvorhersehbaren Situationen einhergeht. Eine tägliche Routine, die sowohl Aktivitäten zur Förderung der physischen Gesundheit – wie Bewegung und gesunde Ernährung – als auch Maßnahmen zur Förderung der psychischen Gesundheit – wie Entspannungsübungen – umfasst, kann helfen, das allgemeine Wohlbefinden zu steigern.

Ein weiterer wichtiger Aspekt ist die **Selbstfürsorge**. Menschen mit Autismus sollten ermutigt werden, sich um ihre eigenen Bedürfnisse zu kümmern und sich regelmäßig Zeit für Aktivitäten zu nehmen, die ihnen Freude bereiten und ihnen helfen, sich zu entspannen. Dies kann das Hören von Musik, das Lesen eines Buches oder das Ausüben eines Hobbys sein. Auch **kreative Aktivitäten** wie Malen, Zeichnen oder Musizieren können eine wertvolle Möglichkeit sein, Gefühle auszudrücken und das Wohlbefinden zu fördern.

Es ist wichtig, dass Familien und Betreuer die **individuellen Bedürfnisse** des Betroffenen berücksichtigen und ihn dabei unterstützen, eine Balance zwischen den Anforderungen des Alltags und den eigenen Bedürfnissen zu finden. Auch kleine Anpassungen im Alltag, wie das Schaffen von Rückzugsmöglichkeiten oder das Vermeiden von sensorischen Überreizungen, können einen großen Unterschied für das Wohlbefinden machen.

Die Bedeutung sozialer Unterstützung für das Wohlbefinden

Soziale Unterstützung ist ein entscheidender Faktor für das Wohlbefinden von Menschen mit Autismus. Der Aufbau und die Pflege von sozialen Beziehungen sind zwar häufig mit Herausforderungen verbunden, doch soziale Kontakte können auch eine wichtige Quelle der Unterstützung und des Wohlbefindens sein. **Selbsthilfegruppen** und **soziale Netzwerke** bieten

Menschen mit Autismus und ihren Familien die Möglichkeit, sich auszutauschen, Erfahrungen zu teilen und voneinander zu lernen. Der Kontakt zu Menschen, die ähnliche Erfahrungen machen, kann helfen, das Gefühl von Isolation zu reduzieren und neue Perspektiven zu gewinnen.

Auch **Freizeitaktivitäten**, die speziell auf die Bedürfnisse von Menschen mit Autismus ausgerichtet sind, können eine wichtige Rolle für das Wohlbefinden spielen. Solche Aktivitäten bieten nicht nur die Möglichkeit, soziale Kontakte zu knüpfen, sondern auch, neue Fähigkeiten zu entwickeln und das Selbstvertrauen zu stärken. Ob es sich um eine kreative Gruppe, eine Sportmannschaft oder ein gemeinsames Projekt handelt – diese Aktivitäten bieten eine wertvolle Gelegenheit, Teil einer Gemeinschaft zu sein und positive Erfahrungen zu sammeln.

Persönliche Geschichten zur Förderung von Gesundheit und Wohlbefinden

Die Förderung von Gesundheit und Wohlbefinden ist ein individueller Prozess, der für jeden Menschen mit Autismus anders aussieht. Ein Beispiel ist Max, ein junger Mann mit Autismus, der lange unter Schlafstörungen litt. Max hatte Schwierigkeiten, abends zur Ruhe zu kommen, da er die Ereignisse des Tages immer wieder durchdachte. Gemeinsam mit seiner Mutter entwickelte Max eine feste Abendroutine, die das Lesen eines Buches und das Hören beruhigender Musik beinhaltete. Diese Routine half ihm, besser zur Ruhe zu kommen, und inzwischen schläft er deutlich besser.

Ein anderes Beispiel ist Lena, eine junge Frau mit Autismus, die oft mit Ängsten zu kämpfen hatte. Lena begann eine kognitive Verhaltenstherapie bei einer Therapeutin, die auf Autismus spezialisiert ist. In der Therapie lernte Lena, ihre Ängste zu benennen und Strategien zu entwickeln, um mit ihnen umzugehen. Außerdem fand sie heraus, dass das Malen ihr hilft, ihre Gefühle auszudrücken und sich zu beruhigen. Heute malt Lena regelmäßig und sagt, dass ihr dies hilft, ihren Alltag besser zu bewältigen.

Diese Geschichten zeigen, dass die Förderung von Gesundheit und Wohlbefinden für Menschen mit Autismus ein kontinuierlicher Prozess ist, der individuell angepasst werden muss. Es ist wichtig, dass Menschen mit Autismus die Unterstützung erhalten, die sie benötigen, um ihre physische und psychische Gesundheit zu fördern und ein möglichst hohes Maß an Wohlbefinden zu erreichen.

Fazit

Gesundheit und Wohlbefinden sind für Menschen mit Autismus von großer Bedeutung, doch es gibt besondere Herausforderungen, die berücksichtigt werden müssen. Die Förderung der physischen Gesundheit erfordert eine angepasste medizinische Versorgung, die den individuellen Bedürfnissen gerecht wird. Die psychische Gesundheit kann durch den Zugang zu geeigneten therapeutischen Angeboten, den Aufbau von Routinen und die Förderung der Selbstfürsorge gestärkt werden.

Kapitel 10: Beziehungen und Familie

Beziehungen und Familie sind zentrale Elemente im Leben eines jeden Menschen. Für Menschen mit Autismus und ihre Angehörigen können Beziehungen jedoch besondere Herausforderungen mit sich bringen, da soziale Interaktionen oft anders wahrgenommen und erlebt werden. In diesem Kapitel werden wir die besonderen Aspekte von familiären Beziehungen, Freundschaften und Partnerschaften für Menschen mit Autismus beleuchten. Wir gehen auf die Schwierigkeiten und Chancen ein, die diese Beziehungen mit sich bringen, und betrachten, wie Familie und Freunde unterstützend wirken können, um ein stabiles soziales Umfeld zu schaffen.

Familiäre Beziehungen

Die Familie spielt eine zentrale Rolle im Leben von Menschen mit Autismus. Eltern, Geschwister und andere Angehörige sind oft die wichtigsten Bezugspersonen und die erste Quelle der Unterstützung. Die Diagnose Autismus kann für eine Familie sowohl eine Herausforderung als auch eine Chance sein, enger zusammenzuwachsen. Eltern stehen oft vor der Aufgabe, ihre Kinder zu verstehen und zu unterstützen, während sie gleichzeitig lernen müssen, ihre eigenen Bedürfnisse nicht zu vernachlässigen.

Eltern von Kindern mit Autismus sind oft gefordert, sich intensiv mit dem Thema auseinanderzusetzen, um ihr Kind bestmöglich zu fördern. Dies kann emotional belastend sein, da viele Eltern das Gefühl haben, nie genug zu tun oder den Anforderungen nicht gerecht zu werden. Eine große Herausforderung besteht darin, ein Gleichgewicht zu finden zwischen den Bedürfnissen des Kindes mit Autismus und denen der gesamten Familie. Es ist wichtig, dass Eltern sich auch selbst Unterstützung holen – sei es durch den Austausch mit anderen Eltern, durch Selbsthilfegruppen oder durch professionelle Beratung. **Elterntraining** kann eine wertvolle

Unterstützung sein, da es Eltern hilft, Strategien zu entwickeln, um das Verhalten ihres Kindes zu verstehen und damit umzugehen. Dies kann den Stress innerhalb der Familie reduzieren und die Beziehung zwischen Eltern und Kind stärken.

Geschwister von Menschen mit Autismus spielen ebenfalls eine wichtige Rolle in der Familie. Sie übernehmen oft eine Art Vermittlerrolle und können eine wertvolle Unterstützung sein. Gleichzeitig kann es für Geschwister schwierig sein, mit den besonderen Bedürfnissen ihres Bruders oder ihrer Schwester umzugehen, insbesondere wenn sie das Gefühl haben, weniger Aufmerksamkeit zu erhalten. Es ist wichtig, dass auch die Bedürfnisse der Geschwister berücksichtigt werden und sie die Möglichkeit haben, offen über ihre Gefühle zu sprechen. Spezielle Geschwistergruppen oder -workshops können eine wertvolle Unterstützung bieten, indem sie den Geschwistern Raum geben, ihre Erfahrungen zu teilen und voneinander zu lernen. Diese Gruppen bieten den Geschwistern auch die Möglichkeit, sich mit anderen auszutauschen, die ähnliche Erfahrungen machen, was das Gefühl von Isolation verringern kann.

Großeltern und andere Angehörige sind ebenfalls wichtige Bezugspersonen, die eine unterstützende Rolle einnehmen können. Oft fehlt es Großeltern jedoch an Wissen über Autismus, und sie verstehen möglicherweise nicht, warum ihr Enkelkind anders reagiert. **Aufklärung und Sensibilisierung** der erweiterten Familie sind daher entscheidend, um ein unterstützendes Umfeld zu schaffen. Großeltern, die informiert sind, können eine wertvolle emotionale Unterstützung bieten und den Eltern helfen, indem sie sich an der Betreuung des Kindes beteiligen oder einfach ein offenes Ohr für die Sorgen und Herausforderungen der Eltern haben.

Freundschaften und soziale Beziehungen

Für Menschen mit Autismus sind **Freundschaften** oft mit besonderen Herausforderungen verbunden. Viele Menschen mit Autismus haben Schwierigkeiten, soziale Signale zu verstehen und auf die Erwartungen anderer einzugehen. Dies kann dazu führen, dass sie sich im sozialen Miteinander unsicher fühlen und es schwierig finden, neue Freundschaften zu knüpfen. Dennoch sind Freundschaften für das Wohlbefinden von großer Bedeutung, da sie Unterstützung, Zugehörigkeit und positive soziale Erfahrungen bieten.

Ein wichtiger Schritt zur Förderung von Freundschaften ist das **Verständnis und die**

Akzeptanz durch die Umgebung. Wenn Mitschüler, Arbeitskollegen oder Nachbarn verstehen, was Autismus bedeutet und welche besonderen Herausforderungen damit verbunden sind, sind sie eher bereit, auf den Menschen mit Autismus zuzugehen und eine Beziehung aufzubauen. **Inklusive Freizeitangebote** oder spezielle soziale Gruppen für Menschen mit Autismus können dabei helfen, neue Kontakte zu knüpfen und Freundschaften zu entwickeln. Diese Gruppen bieten einen geschützten Raum, in dem soziale Interaktionen geübt und vertieft werden können, ohne dass die Betroffenen Angst haben müssen, missverstanden zu werden.

Soziale Kompetenztrainings sind eine weitere Möglichkeit, Menschen mit Autismus dabei zu unterstützen, ihre sozialen Fähigkeiten zu entwickeln. In diesen Trainings werden typische soziale Situationen durchgespielt, und die Teilnehmer lernen, wie sie auf bestimmte Signale reagieren und wie sie Gespräche beginnen oder am Laufen halten können. Diese Trainings können das Selbstbewusstsein stärken und den Betroffenen helfen, sich sicherer im sozialen Miteinander zu fühlen. **Mentorenprogramme** sind eine weitere Form der Unterstützung, bei der Menschen mit Autismus von einem Mentor begleitet werden, der ihnen hilft, soziale Situationen besser zu verstehen und sich in der Gesellschaft zurechtzufinden.

Für viele Menschen mit Autismus ist es hilfreich, **Interessenbasierte Freundschaften** aufzubauen. Menschen mit Autismus haben oft spezielle Interessen, und das Finden von Gleichgesinnten, die diese Interessen teilen, kann eine gute Basis für eine Freundschaft sein. Zum Beispiel können gemeinsame Hobbys wie das Sammeln von Modellautos, das Spielen von Videospielen oder der Besuch von Science-Fiction-Conventions eine Grundlage für positive soziale Interaktionen bieten. Diese gemeinsamen Interessen bieten eine Gesprächsgrundlage, die es den Betroffenen erleichtert, ins Gespräch zu kommen und eine Verbindung aufzubauen.

Partnerschaften und romantische Beziehungen

Partnerschaften und romantische Beziehungen sind für Menschen mit Autismus oft ein besonders sensibles Thema. Die Fähigkeit, Gefühle auszudrücken, soziale Erwartungen zu verstehen und auf die Bedürfnisse des Partners einzugehen, stellt viele Menschen mit Autismus vor Herausforderungen. Dennoch wünschen sich viele von ihnen eine romantische Beziehung und die damit verbundene Nähe und Intimität.

Ein häufiges Problem ist, dass Menschen mit Autismus Schwierigkeiten haben, die feinen sozialen und emotionalen Signale zu verstehen, die in einer romantischen Beziehung wichtig sind. Das kann zu Missverständnissen und Konflikten führen. Daher ist es wichtig, dass der Partner oder die Partnerin Verständnis für die Besonderheiten des Autismus hat und bereit ist, offen über Bedürfnisse, Wünsche und Grenzen zu kommunizieren. **Offene Kommunikation** ist der Schlüssel zu einer erfolgreichen Partnerschaft, in der beide Partner sich wohl und verstanden fühlen. Es kann hilfreich sein, Kommunikationsregeln aufzustellen, zum Beispiel regelmäßige Gespräche über die Beziehung zu führen, in denen beide Partner offen ihre Bedürfnisse und Wünsche äußern können.

Auch der Umgang mit **körperlicher Nähe** kann für Menschen mit Autismus schwierig sein. Viele Menschen mit Autismus sind sensorisch empfindlich und empfinden Berührungen als unangenehm oder überwältigend. In einer Partnerschaft ist es daher wichtig, klare Absprachen zu treffen und nur das Maß an Nähe zuzulassen, das für beide Partner angenehm ist. Auch hier spielt die Kommunikation eine entscheidende Rolle, um Missverständnisse zu vermeiden und sicherzustellen, dass beide Partner die Beziehung als positiv erleben. **Therapieangebote für Paare**, in denen einer der Partner Autismus hat, können eine wertvolle Unterstützung sein. Solche Therapien helfen dabei, die Kommunikation zu verbessern, Missverständnisse zu klären und ein tieferes Verständnis füreinander zu entwickeln.

Dating und der Beginn einer romantischen Beziehung sind ebenfalls oft herausfordernd für Menschen mit Autismus. Viele von ihnen fühlen sich unsicher, wenn es darum geht, jemanden kennenzulernen und romantisches Interesse auszudrücken. **Online-Dating-Plattformen** können hier eine gute Möglichkeit bieten, da sie es ermöglichen, Menschen in einem strukturierten Umfeld kennenzulernen und zunächst schriftlich zu kommunizieren. Auch hier ist es wichtig, dass der potenzielle Partner über Autismus informiert ist und Verständnis für die besonderen Bedürfnisse hat.

Unterstützung durch die Familie und das Umfeld

Familie und Freunde können eine wichtige Rolle dabei spielen, Menschen mit Autismus in ihren sozialen Beziehungen zu unterstützen. Eltern können helfen, indem sie ihrem Kind Möglichkeiten bieten, soziale Erfahrungen zu machen, zum Beispiel durch die Teilnahme an Gruppenaktivitäten oder durch das Organisieren von Treffen mit Gleichaltrigen. Auch Geschwister können eine wertvolle Unterstützung sein, indem sie ihre eigenen Freundeskreise öffnen und den Bruder oder die Schwester mit Autismus in soziale Aktivitäten einbinden.

Das Umfeld spielt ebenfalls eine wichtige Rolle, um ein **inklusives und unterstützendes Umfeld** zu schaffen. **Aufklärung und Sensibilisierung** sind entscheidend, um Berührungsängste abzubauen und ein besseres Verständnis für die besonderen Bedürfnisse von Menschen mit Autismus zu entwickeln. Wenn Menschen im Umfeld verstehen, warum jemand mit Autismus in bestimmten Situationen anders reagiert oder sich zurückzieht, sind sie eher bereit, auf die Person zuzugehen und eine Beziehung aufzubauen. Schulen, Vereine und Arbeitgeber können durch gezielte Informationsveranstaltungen dazu beitragen, ein inklusives Klima zu schaffen, in dem Menschen mit Autismus sich akzeptiert und verstanden fühlen.

Selbsthilfegruppen bieten eine wertvolle Plattform für den Austausch von Erfahrungen. Sowohl Menschen mit Autismus als auch deren Familien können in solchen Gruppen Unterstützung finden, neue Perspektiven gewinnen und praktische Tipps für den Alltag erhalten. Für Eltern und Angehörige kann es sehr entlastend sein, zu wissen, dass sie mit ihren Herausforderungen nicht alleine sind, und von den Erfahrungen anderer zu lernen.

Persönliche Geschichten über Beziehungen und Familie

Persönliche Geschichten zeigen, wie unterschiedlich familiäre und soziale Beziehungen für Menschen mit Autismus verlaufen können. Ein Beispiel ist Jonas, ein junger Mann mit Autismus, der in einer sehr unterstützenden Familie aufgewachsen ist. Jonas hatte schon immer Schwierigkeiten, neue Freunde zu finden, aber seine Eltern unterstützten ihn, indem sie ihn ermutigten, an einem wöchentlichen Sportkurs teilzunehmen. Dort lernte Jonas andere Jugendliche kennen, und nach einiger Zeit entwickelte sich eine Freundschaft zu einem seiner Mitschüler. Diese Freundschaft gibt Jonas viel Selbstvertrauen, und er sagt, dass er sich durch die Unterstützung seiner Eltern und die Geduld seines Freundes endlich akzeptiert fühlt.

Ein anderes Beispiel ist Anna, eine junge Frau mit Autismus, die in einer romantischen Beziehung lebt. Anna lernte ihren Partner über eine inklusive Freizeitgruppe kennen, und beide verstanden sich von Anfang an gut. Anna erzählt, dass es am Anfang der Beziehung viele Missverständnisse gab, da sie oft nicht wusste, wie sie ihre Gefühle ausdrücken sollte. Durch offene Gespräche und viel Geduld fanden die beiden jedoch einen Weg, miteinander zu kommunizieren, und heute sagt Anna, dass sie sich in ihrer Beziehung sicher und geborgen fühlt. Sie betont, wie wichtig es für sie ist, einen Partner zu haben, der ihre besonderen Bedürfnisse versteht und bereit ist, gemeinsam Lösungen zu finden.

Ein weiteres Beispiel ist Lisa, deren Bruder Paul Autismus hat. Lisa erzählt, dass es für sie oft schwierig war, die Aufmerksamkeit ihrer Eltern zu bekommen, da Paul viel Unterstützung benötigte. Dennoch hat Lisa gelernt, dass Paul nicht weniger Liebe bekommt, sondern einfach andere Bedürfnisse hat. Heute sind Lisa und Paul eng miteinander verbunden, und Lisa engagiert sich in einer Geschwistergruppe, um anderen Geschwistern zu helfen, ähnliche Herausforderungen zu bewältigen. Sie sagt, dass der Austausch mit anderen Geschwistern ihr sehr geholfen hat, ihre Rolle in der Familie besser zu verstehen und eine positive Beziehung zu ihrem Bruder aufzubauen.

Fazit

Beziehungen sind für Menschen mit Autismus oft mit besonderen Herausforderungen verbunden, doch sie sind auch eine wichtige Quelle von Unterstützung, Zugehörigkeit und Wohlbefinden. Familiäre Beziehungen, Freundschaften und Partnerschaften bieten die Möglichkeit, soziale Fähigkeiten zu entwickeln, sich selbst besser kennenzulernen und positive soziale Erfahrungen zu machen. Gleichzeitig erfordern diese Beziehungen oft besondere Anpassungen und ein hohes Maß an Verständnis und Geduld von allen Beteiligten.

Familien, Freunde und das weitere soziale Umfeld spielen eine zentrale Rolle dabei, Menschen mit Autismus zu unterstützen und ihnen zu helfen, stabile und erfüllende Beziehungen aufzubauen. Dieses Kapitel soll dazu beitragen, das Verständnis für die besonderen Herausforderungen und Chancen von Beziehungen für Menschen mit Autismus zu vertiefen und Wege aufzeigen, wie diese Beziehungen gefördert werden können.

Kapitel 11: Kommunikation und Sprache

Kommunikation und Sprache sind zentrale Bestandteile des menschlichen Lebens, die es ermöglichen, Gedanken, Gefühle und Bedürfnisse auszudrücken. Für Menschen mit Autismus stellt Kommunikation jedoch oft eine besondere Herausforderung dar. Viele von ihnen haben Schwierigkeiten, sowohl verbale als auch nonverbale Signale zu verstehen und selbst angemessen zu kommunizieren. In diesem Kapitel gehen wir auf die verschiedenen Aspekte der Kommunikation bei Menschen mit Autismus ein, betrachten die Schwierigkeiten und Herausforderungen und zeigen Strategien und Unterstützungsmaßnahmen auf, die eine effektive Kommunikation fördern können.

Besondere Kommunikationsherausforderungen bei Menschen mit Autismus

Menschen mit Autismus haben oft spezifische Schwierigkeiten in der Kommunikation, die sich auf verschiedene Weisen zeigen können. Während manche Menschen mit Autismus sprachliche Verzögerungen oder gar keinen verbalen Ausdruck haben, verfügen andere über eine ausgeprägte Sprachkompetenz, haben jedoch Schwierigkeiten, den Kontext sozialer Interaktionen zu verstehen.

Diese unterschiedlichen Ausprägungen der Kommunikationsfähigkeit sind typisch für das breite Spektrum des Autismus.

Echolalie ist ein weiteres häufiges Phänomen, bei dem Menschen mit Autismus die Worte oder Sätze anderer wiederholen, anstatt auf sie zu antworten. Während Echolalie manchmal als „unverständliches Nachplappern" betrachtet wird, ist sie oft ein Versuch, Sprache zu verarbeiten oder eine Bedeutung zu verstehen. Es ist wichtig, diese Form der Kommunikation nicht als „Störung" zu betrachten, sondern als eine Methode, die es Menschen mit Autismus ermöglicht, ihre Umwelt zu verstehen. Manchmal wird Echolalie auch verwendet, um Stress zu bewältigen oder eine soziale Verbindung herzustellen, indem vertraute Phrasen genutzt werden.

Auch **nonverbale Kommunikation** stellt oft eine Herausforderung dar. Viele Menschen mit Autismus haben Schwierigkeiten, Gesichtsausdrücke, Gestik oder den Tonfall von Gesprächspartnern richtig zu interpretieren. Sie können daher Probleme haben, die Emotionen und Absichten anderer Menschen zu erkennen, was häufig zu Missverständnissen führt. Gleichzeitig zeigen sie selbst oft eine reduzierte Mimik oder eine Körpersprache, die von ihrem Gegenüber schwer zu deuten ist. Dies kann dazu führen, dass Menschen mit Autismus als desinteressiert oder unfreundlich wahrgenommen werden, obwohl dies nicht der Fall ist.

Prosodie, also die Betonung und der Rhythmus der Sprache, kann ebenfalls beeinträchtigt sein. Viele Menschen mit Autismus sprechen in einem monotonen Tonfall, was dazu führen kann, dass ihre Kommunikation als emotionslos empfunden wird. Dies erschwert es ihren Gesprächspartnern oft, die Stimmung oder die Bedeutung hinter den Worten richtig zu deuten.

Unterschiedliche Kommunikationsformen

Die Kommunikationsfähigkeiten von Menschen mit Autismus variieren stark, und nicht alle verwenden gesprochene Sprache. Es gibt verschiedene **unterstützte Kommunikationsformen**, die Menschen mit Autismus helfen, ihre Bedürfnisse und Gedanken auszudrücken, wenn die verbale Sprache allein nicht ausreicht oder zu schwierig ist. Zu diesen Formen gehören:

- **Gebärdensprache**: Einige Menschen mit Autismus verwenden Gebärdensprache, um sich verständlich zu machen. Gebärdensprache bietet eine visuelle und motorische Form der Kommunikation, die vielen Menschen mit Autismus dabei hilft, ihre Gedanken klar auszudrücken. Besonders bei Kindern mit verzögerter Sprachentwicklung kann die Gebärdensprache eine Brücke sein, um Frustrationen zu vermeiden und die Kommunikation zu fördern.

- **Bildgestützte Kommunikation**: Das Verwenden von **Bildkarten** oder Symbolen ist eine weitere wichtige Methode, die vielen Menschen mit Autismus hilft. Das sogenannte PECS (Picture Exchange Communication System) ermöglicht es ihnen, durch das Zeigen oder Tauschen von Bildern zu kommunizieren. Diese Methode ist besonders hilfreich für Menschen, die Schwierigkeiten mit der gesprochenen Sprache haben, da sie eine konkrete und visuelle Möglichkeit der Verständigung bietet. Auch **visuelle Stundenpläne** oder **soziale Geschichten** können verwendet werden, um Situationen zu erklären und die Kommunikation zu erleichtern.
- **Unterstützte Kommunikation durch elektronische Geräte**: Mit der Entwicklung von Technologie gibt es heute viele elektronische Hilfsmittel, wie **Sprachcomputer** oder **Tablet-Apps**, die es

Menschen mit Autismus ermöglichen, ihre Gedanken schriftlich oder durch Symbole auszudrücken. Diese Technologien haben die Kommunikationsmöglichkeiten für viele Menschen mit Autismus erheblich erweitert und ihnen ein Stück Unabhängigkeit ermöglicht. Viele dieser Geräte bieten auch **Sprachausgabefunktionen**, die den Betroffenen helfen, in sozialen Situationen gehört zu werden und sich aktiv an Gesprächen zu beteiligen.

Herausforderungen bei der sozialen Kommunikation

Soziale Kommunikation stellt eine besondere Herausforderung für Menschen mit Autismus dar. Während viele von ihnen über sprachliche Fähigkeiten verfügen, fällt es ihnen oft schwer, die sozialen Regeln der Kommunikation zu verstehen. Dazu gehören beispielsweise die Fähigkeit, **Gespräche zu beginnen oder zu beenden**, **Smalltalk zu führen**, oder den **richtigen Zeitpunkt für eine Antwort** zu erkennen. Diese Schwierigkeiten können dazu führen, dass Menschen mit Autismus von ihren Mitmenschen als unhöflich oder desinteressiert wahrgenommen werden, obwohl dies oft nicht der Fall ist.

Ein weiteres häufiges Problem ist die **wörtliche Interpretation** von Sprache. Menschen mit Autismus haben oft Schwierigkeiten, Redewendungen, Ironie oder Sarkasmus zu verstehen, da sie Sprache sehr buchstäblich nehmen. Beispielsweise könnte der Satz „Ich habe heute einen Berg Arbeit vor mir" für jemanden mit Autismus verwirrend sein, da er nicht im übertragenen Sinne verstanden wird. Dies kann zu Missverständnissen führen und dazu beitragen, dass sich Menschen mit Autismus im sozialen Miteinander unsicher fühlen. **Metaphern** und **Redewendungen** sind ebenfalls oft schwer zu verstehen, weshalb es hilfreich ist, solche sprachlichen Mittel zu vermeiden oder sie direkt zu erklären.

Wechselnde Gesprächsthemen oder **die Fähigkeit, sich auf den Gesprächspartner einzustellen**, sind ebenfalls Herausforderungen. Menschen mit Autismus haben oft spezifische Interessen, sogenannte **Spezialinteressen**, über die sie sehr ausführlich sprechen können. Dies kann für den Gesprächspartner manchmal überwältigend sein, insbesondere wenn das Interesse nicht geteilt wird. Gleichzeitig fällt es Menschen mit Autismus oft schwer, das Interesse des Gegenübers zu erkennen oder das Thema zu wechseln, wenn es angebracht ist.

Unterstützungsstrategien für eine erfolgreiche Kommunikation

Es gibt viele Strategien, die Menschen mit Autismus helfen können, ihre Kommunikationsfähigkeiten zu verbessern und sicherer im Umgang mit anderen zu werden. Eine wichtige Rolle spielen dabei **Therapieangebote**, die auf die individuellen Bedürfnisse abgestimmt sind. **Logopädie** kann Menschen mit Autismus helfen, ihre sprachlichen Fähigkeiten zu entwickeln oder zu verbessern, während **Ergotherapie** häufig genutzt wird, um die Fähigkeit zur nonverbalen Kommunikation, wie zum Beispiel Gestik oder Mimik, zu fördern.

Soziale Kompetenztrainings sind eine weitere wichtige Maßnahme, um Menschen mit Autismus dabei zu unterstützen, die sozialen Regeln der Kommunikation besser zu verstehen. In diesen Trainings werden typische soziale Situationen geübt, und die Teilnehmer lernen, wie sie sich in verschiedenen Kommunikationssituationen verhalten können. Dies kann ihnen helfen, sicherer im Umgang mit anderen zu werden und ihre sozialen Fähigkeiten zu stärken. Diese Trainings können auch Rollenspiele beinhalten, bei denen die

Teilnehmer lernen, wie sie Gespräche beginnen, Smalltalk führen oder sich in Konfliktsituationen verhalten können.

Visualisierungen und **Strukturierungshilfen** sind ebenfalls wertvolle Werkzeuge, um die Kommunikation zu unterstützen. Viele Menschen mit Autismus profitieren von klaren, visuell dargestellten Informationen, da sie oft Schwierigkeiten haben, verbale Anweisungen schnell zu verarbeiten. Das Verwenden von Bildkarten, Zeitplänen oder Symbolen kann dabei helfen, den Tagesablauf verständlicher zu machen und sicherzustellen, dass die Betroffenen wissen, was von ihnen erwartet wird. **Visuelle Timer** können zum Beispiel eingesetzt werden, um zu zeigen, wie lange eine bestimmte Aktivität noch dauert, was den Betroffenen hilft, sich besser auf Übergänge vorzubereiten.

Eine weitere wichtige Unterstützungsmöglichkeit ist der Einsatz von **Video-Modelling**. Bei dieser Methode wird eine gewünschte Verhaltensweise oder soziale Interaktion in Form eines Videos gezeigt. Menschen mit Autismus können durch das Ansehen dieser Videos lernen, wie sie sich in bestimmten Situationen verhalten können. Diese Methode ist besonders effektiv, da sie eine visuelle und praktische Darstellung bietet, die es den

Betroffenen erleichtert, neue Kommunikations- und Verhaltensweisen zu erlernen. Video-Modelling kann insbesondere dabei helfen, komplexe soziale Interaktionen, wie zum Beispiel das Begrüßen von Menschen oder das Stellen von Fragen, besser zu verstehen und zu üben.

Positive Verstärkung ist eine weitere Strategie, die genutzt werden kann, um kommunikatives Verhalten zu fördern. Wenn ein Mensch mit Autismus erfolgreich eine Kommunikationsstrategie verwendet, ist es wichtig, dies anzuerkennen und zu belohnen – sei es durch Lob, eine kleine Belohnung oder durch das Aufzeigen des positiven Ergebnisses der Kommunikation. Diese Verstärkung hilft dabei, die Motivation zu steigern und das gewünschte Verhalten zu festigen.

Die Rolle der Familie und des Umfelds in der Kommunikationsförderung

Familie und das soziale Umfeld spielen eine entscheidende Rolle dabei, Menschen mit Autismus in ihrer Kommunikation zu unterstützen. Eltern, Geschwister und andere Bezugspersonen sind oft die wichtigsten Kommunikationspartner und können helfen, eine Umgebung zu schaffen, in der sich der Betroffene sicher und verstanden fühlt. **Elterntrainings** können dazu beitragen, dass

Eltern lernen, wie sie die Kommunikations-fähigkeiten ihres Kindes fördern können, indem sie zum Beispiel klare und verständliche Sprache verwenden und visuelle Hilfsmittel einsetzen. Eltern können auch lernen, auf nonverbale Signale ihres Kindes zu achten und darauf einzugehen, um die Kommunikation zu fördern.

Auch **Lehrkräfte** und **Betreuer** spielen eine wichtige Rolle in der Kommunikationsförderung. Sie können dafür sorgen, dass die Kommunikationsbedürfnisse der Betroffenen im schulischen oder beruflichen Kontext berücksichtigt werden, und können unterstützende Maßnahmen ergreifen, um eine effektive Verständigung zu ermöglichen. Dies kann zum Beispiel bedeuten, dass zusätzliche Zeit für die Bearbeitung von Aufgaben eingeräumt wird, dass visuelle Unterstützungsmittel zur Verfügung gestellt werden oder dass alternative Kommunikationswege genutzt werden. **Individuelle Förderpläne** können helfen, die spezifischen Bedürfnisse der Betroffenen im schulischen Kontext zu berücksichtigen und sicherzustellen, dass sie die notwendige Unterstützung erhalten.

Persönliche Geschichten zur Kommunikation bei Menschen mit Autismus

Persönliche Geschichten zeigen, wie individuell die Herausforderungen in der Kommunikation für Menschen mit Autismus sind und welche Strategien ihnen helfen können. Ein Beispiel ist Tim, ein sechsjähriger Junge, der Schwierigkeiten hatte, seine Bedürfnisse verbal auszudrücken. Tim begann, mit Bildkarten zu kommunizieren, und lernte dadurch nach und nach, seine Wünsche und Gefühle auszudrücken. Seine Eltern berichten, dass sich Tims Frustration deutlich verringert hat, seit er in der Lage ist, mit Hilfe der Bildkarten zu kommunizieren, und dass dies das Familienleben erheblich erleichtert hat.

Ein anderes Beispiel ist Laura, eine junge Frau mit Autismus, die als Kind wenig gesprochen hat und häufig als „schüchtern" galt. In der Schule bekam sie Unterstützung durch eine Logopädin, die mit ihr an ihren sprachlichen Fähigkeiten arbeitete. Später entdeckte Laura, dass ihr die Kommunikation über das Schreiben leichter fiel als das Sprechen. Heute nutzt sie einen Sprachcomputer, um mit ihrer Umgebung zu kommunizieren, und arbeitet als Autorin für einen Blog, in dem sie über ihre Erfahrungen als Mensch mit Autismus schreibt.

Laura sagt, dass der Sprachcomputer ihr geholfen hat, mehr Selbstvertrauen in ihre Kommunikationsfähigkeiten zu entwickeln, und dass das Schreiben für sie ein wertvoller Weg ist, ihre Gedanken auszudrücken.

Ein weiteres Beispiel ist Jonas, der als Teenager oft missverstanden wurde, weil er Schwierigkeiten hatte, Ironie oder Witze zu erkennen. Jonas nahm an einem sozialen Kompetenztraining teil, in dem er lernte, soziale Signale besser zu deuten und auf nonverbale Hinweise zu achten. Durch Rollenspiele und Video-Modelling konnte Jonas üben, wie er Gespräche besser führen und auf die Reaktionen seiner Gesprächspartner eingehen konnte. Heute fühlt sich Jonas sicherer im Umgang mit anderen, und er hat gelernt, bei Unsicherheiten einfach nachzufragen, anstatt still zu bleiben.

Fazit

Kommunikation ist für Menschen mit Autismus oft eine besondere Herausforderung, die sowohl die verbale als auch die nonverbale Verständigung betrifft. Die Schwierigkeiten, die sich daraus ergeben, sind vielfältig und individuell unterschiedlich. Unterstützende Kommunikationsformen, wie Gebärdensprache, Bildkarten oder technische Hilfsmittel, können dazu beitragen, dass

Menschen mit Autismus ihre Bedürfnisse und Gedanken besser ausdrücken können. Auch Therapieangebote, soziale Kompetenztrainings und die Unterstützung durch Familie und das soziale Umfeld spielen eine wichtige Rolle dabei, die Kommunikationsfähigkeiten zu fördern und die Teilhabe am gesellschaftlichen Leben zu erleichtern.

Dieses Kapitel soll dazu beitragen, das Verständnis für die besonderen Kommunikationsbedürfnisse von Menschen mit Autismus zu vertiefen und Wege aufzeigen, wie eine effektive Kommunikation gefördert werden kann.

Kapitel 12: Sensorische Besonderheiten

Sensorische Wahrnehmung ist für Menschen mit Autismus oft eine sehr intensive und prägende Erfahrung. Viele von ihnen erleben Reize aus ihrer Umgebung auf eine Art und Weise, die für neurotypische Menschen schwer vorstellbar ist. Manche empfinden Geräusche, Gerüche, Licht oder Berührungen als übermäßig intensiv, während andere wiederum eine verminderte Sensibilität haben. In diesem Kapitel betrachten wir die sensorischen Besonderheiten von Menschen mit Autismus, welche Auswirkungen diese auf den Alltag haben können, und welche Strategien und

Unterstützungsmöglichkeiten es gibt, um besser mit diesen Herausforderungen umzugehen.

Überempfindlichkeit und Unterempfindlichkeit

Viele Menschen mit Autismus erleben eine **sensorische Überempfindlichkeit** (Hypersensibilität), die dazu führen kann, dass sie bestimmte Reize als extrem unangenehm oder gar schmerzhaft empfinden. Ein Beispiel dafür ist **auditive Überempfindlichkeit**: Alltägliche Geräusche, die für neurotypische Menschen kaum bemerkenswert sind, wie das Summen von Leuchtstofflampen oder das Klappern von Geschirr, können für Menschen mit Autismus unerträglich sein. Solche Geräusche führen oft zu Überforderung oder Stress und können dazu beitragen, dass Betroffene sich sozial zurückziehen, um die Reizbelastung zu reduzieren.

Neben der Überempfindlichkeit gibt es auch Menschen mit Autismus, die eine **verminderte Sensibilität** (Hyposensibilität) aufweisen. Das bedeutet, dass sie bestimmte Reize nur schwach oder gar nicht wahrnehmen. Diese sensorische Unterempfindlichkeit kann dazu führen, dass Menschen Schwierigkeiten haben, ihre Umgebung angemessen wahrzunehmen oder ihren eigenen

Körper zu spüren. Einige Menschen mit Autismus zeigen daher ein verstärktes Bedürfnis nach sensorischen Reizen, was sich in Verhalten wie starkem Druckempfinden, sich schaukelnden Bewegungen oder dem Verlangen nach intensiven Geschmackserlebnissen äußern kann.

Verschiedene sensorische Bereiche

Die sensorischen Besonderheiten von Menschen mit Autismus betreffen verschiedene Sinne, darunter:

- **Auditive Wahrnehmung**: Viele Menschen mit Autismus sind besonders empfindlich gegenüber Geräuschen. Laute Geräusche oder plötzliche Klangveränderungen können zu starkem Stress oder sogar Panik führen. Auch das Problem, dass bestimmte Geräusche nicht ausgefiltert werden können, sodass alle Umgebungsgeräusche gleichzeitig wahrgenommen werden, ist häufig.
- **Visuelle Wahrnehmung**: Einige Menschen mit Autismus sind empfindlich gegenüber hellem Licht, flackernden Lichtern oder intensiven Farben. Blinkende Lichter, wie sie beispielsweise in Supermärkten vorkommen, können besonders belastend sein. Andere

wiederum finden visuelle Reize faszinierend und verbringen viel Zeit damit, bestimmte Muster oder Lichter zu betrachten.

- **Taktile Wahrnehmung**: Berührungen können für Menschen mit Autismus entweder besonders angenehm oder unangenehm sein. Manche empfinden selbst leichte Berührungen als schmerzhaft, während andere ein starkes Bedürfnis nach tiefem Druck haben. Kleidung, die kratzt, oder das Gefühl von bestimmten Textilien können unangenehm sein und dazu führen, dass Betroffene bestimmte Kleidungsstücke ablehnen.

- **Olfaktorische und gustatorische Wahrnehmung**: Auch Gerüche und Geschmäcker werden oft intensiver wahrgenommen. Ein unangenehmer Geruch, der für andere kaum wahrnehmbar ist, kann für Menschen mit Autismus überwältigend sein. Das führt dazu, dass sie bestimmte Orte meiden oder Schwierigkeiten haben, bestimmte Lebensmittel zu essen.

- **Propriozeption und vestibuläre Wahrnehmung**: Die Wahrnehmung des eigenen Körpers im Raum (Propriozeption) und des Gleichgewichts (vestibuläre Wahrnehmung) kann bei Menschen mit

Autismus ebenfalls beeinträchtigt sein. Einige haben Schwierigkeiten, ihren Körper zu koordinieren, oder ein vermindertes Gefühl für ihren Körper, was zu unkoordinierten Bewegungen führen kann. Andere suchen aktiv nach intensiven Körpererfahrungen, wie z.B. dem Schaukeln oder Drehen, um ihr Gleichgewichtsempfinden zu stimulieren.

Auswirkungen auf den Alltag

Die sensorischen Besonderheiten können erhebliche Auswirkungen auf den Alltag von Menschen mit Autismus haben. **Überreizung** durch sensorische Eindrücke kann zu Stress, Angst oder sogar zu Meltdowns führen – Zustände, in denen die Reizüberflutung so groß ist, dass es zu einem völligen emotionalen und körperlichen Zusammenbruch kommt. Diese Meltdowns sind oft eine Reaktion auf zu viele oder zu intensive Reize und nicht kontrollierbar. Um solche Situationen zu vermeiden, entwickeln viele Menschen mit Autismus Strategien, um sich vor Überreizung zu schützen, wie z.B. das Tragen von **Kopfhörern**, das Vermeiden von Menschenmengen oder das Aufsuchen eines ruhigen Rückzugsortes.

Für Eltern von Kindern mit Autismus kann es eine große Herausforderung sein, herauszufinden, welche sensorischen Reize ihr Kind als unangenehm empfindet und wie man diesen Reizen im Alltag begegnen kann. Das Verständnis für die sensorischen Besonderheiten und das Wissen darüber, wie das Kind auf bestimmte Reize reagiert, ist entscheidend, um den Alltag so zu gestalten, dass Überreizung vermieden wird. Auch in der Schule oder am Arbeitsplatz können sensorische Herausforderungen auftreten, wenn die Umgebung nicht auf die Bedürfnisse der Betroffenen abgestimmt ist. Ein Klassenzimmer, das laut und chaotisch ist, kann es einem Kind mit Autismus beispielsweise fast unmöglich machen, sich auf den Unterricht zu konzentrieren.

Hyposensibilität kann ebenfalls problematisch sein, da sie dazu führt, dass Menschen mit Autismus unter Umständen nicht angemessen auf Gefahren reagieren. Ein Kind, das Schmerz kaum empfindet, kann sich verletzen, ohne es zu bemerken, oder das Bedürfnis nach starken Reizen kann dazu führen, dass es sich selbst verletzt, um dieses Bedürfnis zu stillen. Es ist daher wichtig, geeignete Strategien zu entwickeln, um diese Bedürfnisse auf eine sichere Weise zu befriedigen.

Unterstützungsmaßnahmen und Strategien

Es gibt verschiedene Strategien und Unterstützungsmaßnahmen, die Menschen mit Autismus helfen können, besser mit ihren sensorischen Besonderheiten umzugehen. **Sensorische Integrationstherapie** ist eine Therapieform, die darauf abzielt, die Verarbeitung sensorischer Reize zu verbessern. In dieser Therapie lernen Menschen mit Autismus, besser mit sensorischen Informationen umzugehen und ihre Reaktionen auf diese Reize zu regulieren. Dabei werden gezielt sensorische Aktivitäten eingesetzt, die den Betroffenen helfen, sich an bestimmte Reize zu gewöhnen oder ihr Bedürfnis nach bestimmten Reizen zu befriedigen.

Rückzugsorte sind ebenfalls eine wichtige Maßnahme, um Überreizung zu vermeiden. Ein ruhiger, reizreduzierter Ort kann Menschen mit Autismus helfen, sich von der Reizüberflutung zu erholen. Solche Rückzugsorte sollten möglichst frei von visuellen und auditiven Reizen sein und können im Alltag, in der Schule oder am Arbeitsplatz eingerichtet werden.

Hilfsmittel, wie z.B. **geräuschunterdrückende Kopfhörer**, Sonnenbrillen oder spezielle Kleidung, die angenehmer auf der Haut ist, können ebenfalls helfen, die sensorische Belastung zu reduzieren. Für Menschen, die ein starkes Bedürfnis nach sensorischem Input haben, können **Gewichtsdecken**, **Knautschbälle** oder **Schaukelstühle** hilfreiche Werkzeuge sein, um das Bedürfnis nach sensorischer Stimulation zu befriedigen.

Auch die **individuelle Anpassung der Umgebung** spielt eine große Rolle. In der Schule kann es beispielsweise hilfreich sein, einen Platz für das Kind zu finden, der weit entfernt von Lärmquellen liegt, oder es können Pausenräume eingerichtet werden, in denen das Kind sich zurückziehen kann. Am Arbeitsplatz kann es sinnvoll sein, mit dem Arbeitgeber über mögliche Anpassungen zu sprechen, wie z.B. flexible Arbeitszeiten, einen ruhigen Arbeitsplatz oder die Möglichkeit, im Homeoffice zu arbeiten.

Die Bedeutung von Verständnis und Akzeptanz

Ein wichtiger Aspekt im Umgang mit sensorischen Besonderheiten ist das **Verständnis und die Akzeptanz** durch das Umfeld. Viele Menschen mit Autismus erleben Ablehnung oder Unverständnis, wenn sie auf bestimmte sensorische Reize empfindlich reagieren oder sich untypisch verhalten, um sich vor Überreizung zu schützen. Wenn Eltern, Lehrkräfte, Arbeitskollegen und Freunde ein Verständnis für die sensorischen Bedürfnisse von Menschen mit Autismus entwickeln, können sie dazu beitragen, die Lebensqualität der Betroffenen erheblich zu verbessern. **Aufklärung** über die sensorischen Besonderheiten und das offene Gespräch darüber, wie das Umfeld unterstützend wirken kann, sind entscheidend, um eine inklusive und verständnisvolle Umgebung zu schaffen.

Persönliche Geschichten zu sensorischen Besonderheiten

Die Erfahrungen mit sensorischen Besonderheiten sind sehr individuell und können von Mensch zu Mensch stark variieren. Ein Beispiel ist Ben, ein neunjähriger Junge mit Autismus, der extrem geräuschempfindlich ist. Ben trägt in der Schule oft Kopfhörer, um die Geräusche auszublenden, die ihn stören, wie das Summen der Lampen oder das Rascheln von Papier. Seine Lehrerin berichtet, dass Ben sich deutlich besser konzentrieren kann, seit er die Kopfhörer benutzt, und dass er auch weniger Stresssymptome zeigt.

Ein anderes Beispiel ist Marie, eine junge Frau mit Autismus, die eine starke Unterempfindlichkeit gegenüber Berührungen hat. Marie hat das Bedürfnis, sehr enge Kleidung zu tragen, da sie dadurch besser spüren kann, wo sich ihr Körper im Raum befindet. Außerdem nutzt sie eine Gewichtsdecke, um sich abends zu entspannen und besser einschlafen zu können. Marie sagt, dass diese Hilfsmittel ihr helfen, sich sicherer und entspannter zu fühlen.

Diese Geschichten zeigen, wie individuell die sensorischen Bedürfnisse von Menschen mit Autismus sind und wie wichtig es ist, passende Strategien und Unterstützungsmöglichkeiten zu finden, die auf die jeweiligen Bedürfnisse abgestimmt sind.

Fazit

Sensorische Besonderheiten sind ein zentrales Merkmal von Autismus und betreffen viele Menschen auf unterschiedliche Weise. Die Über- oder Unterempfindlichkeit gegenüber sensorischen Reizen kann den Alltag erheblich beeinträchtigen, aber durch geeignete Strategien und Hilfsmittel kann der Umgang damit erleichtert werden. Sensorische Integrationstherapie, Rückzugsorte, spezielle Hilfsmittel und die Anpassung der Umgebung sind wichtige Maßnahmen, um die Lebensqualität von Menschen mit Autismus zu verbessern. Ebenso entscheidend ist das Verständnis und die Akzeptanz durch das soziale Umfeld, um Menschen mit Autismus zu unterstützen und ihnen ein möglichst angenehmes Leben zu ermöglichen.

Kapitel 13: Selbstständigkeit im Alltag

Selbstständigkeit ist ein wichtiger Aspekt der persönlichen Entwicklung und trägt maßgeblich zur Lebensqualität von Menschen mit Autismus bei. Viele Menschen mit Autismus benötigen jedoch Unterstützung, um alltägliche Aufgaben selbstständig zu bewältigen und ihre Unabhängigkeit zu fördern. In diesem Kapitel betrachten wir die Herausforderungen, denen sich Menschen mit Autismus im Alltag stellen müssen, und zeigen auf, welche Strategien, Hilfsmittel und Unterstützungsmaßnahmen dazu beitragen können, die Selbstständigkeit zu fördern und die Lebensqualität zu verbessern.

Herausforderungen bei der Selbstständigkeit

Für Menschen mit Autismus stellt der Alltag oft eine Vielzahl von Herausforderungen dar. **Routineaufgaben**, die für neurotypische Menschen selbstverständlich sind, können für Menschen mit

Autismus eine erhebliche Anstrengung bedeuten. Dazu gehören Aufgaben wie das Einkaufen, das Zubereiten von Mahlzeiten, die Körperpflege oder das Organisieren des eigenen Tagesablaufs. Die Schwierigkeiten, die dabei auftreten, sind oft auf **exekutive Dysfunktion** zurückzuführen – eine Beeinträchtigung der Fähigkeit, Aufgaben zu planen, Prioritäten zu setzen und flexibel auf Veränderungen zu reagieren.

Überforderungen im Alltag können zu starken Ängsten und Unsicherheiten führen. Einfache Veränderungen, wie das Ausbleiben einer gewohnten Routine oder das Auftreten unvorhersehbarer Ereignisse, können dazu führen, dass Menschen mit Autismus Schwierigkeiten haben, sich anzupassen. Diese Herausforderungen werden oft durch sensorische Empfindlichkeiten verstärkt, die den Umgang mit alltäglichen Situationen zusätzlich erschweren. Ein Einkauf im Supermarkt kann beispielsweise eine enorme Herausforderung darstellen, wenn laute Geräusche, grelles Licht und viele Menschen auf einmal auf die Betroffenen einwirken. **Sensorische Reizüberflutung** kann schnell zu Überforderung führen, was sich in Angst, Reizbarkeit oder Rückzug äußern kann.

Ein weiterer wichtiger Aspekt ist die **soziale Selbstständigkeit**. Für viele Menschen mit Autismus ist der Umgang mit anderen Menschen schwierig, was sich auf die Fähigkeit auswirken kann, selbstständig soziale Kontakte zu knüpfen, Konflikte zu lösen oder Hilfe zu suchen. Diese sozialen Herausforderungen können dazu führen, dass Menschen mit Autismus in ihrem Alltag isoliert sind und sich auf Unterstützung von Angehörigen verlassen, anstatt eigenständig zu agieren. **Missverständnisse in sozialen Interaktionen** und die Schwierigkeit, nonverbale Signale richtig zu deuten, erschweren es oft, sich im sozialen Umfeld sicher zu bewegen.

Strategien zur Förderung der Selbstständigkeit

Die Förderung der Selbstständigkeit von Menschen mit Autismus erfordert einen ganzheitlichen Ansatz, der sowohl die individuellen Bedürfnisse als auch die jeweiligen Fähigkeiten berücksichtigt. **Frühzeitige Förderung** ist entscheidend, um die Grundlagen für ein möglichst selbstständiges Leben zu legen. Dabei sollten sowohl die praktischen Fähigkeiten als auch die sozialen und emotionalen Kompetenzen gefördert werden.

Eine wichtige Strategie zur Förderung der Selbstständigkeit sind **strukturierte Routinen**. Routinen geben Sicherheit und helfen, den Alltag vorhersehbar zu gestalten. Menschen mit Autismus profitieren von festen Tagesabläufen, die klar strukturiert und möglichst frei von unvorhersehbaren Veränderungen sind. **Visuelle Zeitpläne** oder **Checklisten** sind wertvolle Hilfsmittel, um den Tagesablauf zu organisieren und sicherzustellen, dass die Betroffenen wissen, welche Aufgaben sie wann erledigen müssen. **Tägliche und wöchentliche Pläne** können helfen, größere Aufgaben in kleinere, machbare Schritte zu unterteilen und somit das Gefühl von Kontrolle über den Alltag zu stärken.

Aufgabenteilung und Schritt-für-Schritt-Anleitungen sind weitere wichtige Strategien. Viele alltägliche Aufgaben, wie das Kochen oder das Reinigen der Wohnung, bestehen aus mehreren Schritten, die für Menschen mit Autismus schwer zu überblicken sein können. Das Aufteilen dieser Aufgaben in kleinere, überschaubare Schritte und das Verwenden von visuellen Anleitungen oder schriftlichen Listen kann helfen, die Aufgaben besser zu bewältigen. Es kann auch hilfreich sein, neue Fähigkeiten in einer ruhigen, reizarmen Umgebung zu üben, bevor sie im Alltag angewendet werden. **Bildkarten oder Piktogramme**, die die einzelnen Schritte einer Aufgabe darstellen, bieten eine klare visuelle Unterstützung und helfen dabei, Unsicherheiten zu reduzieren.

Training der exekutiven Funktionen kann ebenfalls dabei helfen, die Selbstständigkeit zu fördern. Dabei geht es darum, die Fähigkeit zu entwickeln, Aufgaben zu planen, Prioritäten zu setzen und flexibel auf Veränderungen zu reagieren. **Kognitive Verhaltenstherapie** (CBT) oder spezifische Übungen zur Förderung der Problemlösungsfähigkeit können Menschen mit Autismus helfen, ihre exekutiven Funktionen zu stärken und besser mit den Anforderungen des Alltags umzugehen. **Übungen zur Verbesserung des Arbeitsgedächtnisses**, wie Gedächtnistraining oder das Üben von Aufgabenorganisation, können ebenfalls hilfreich sein, um die Fähigkeit zur Selbstständigkeit zu stärken.

Unterstützende Technologien und Hilfsmittel

Technologische Hilfsmittel spielen eine immer größere Rolle bei der Unterstützung von Menschen mit Autismus im Alltag. **Apps und digitale Assistenten** können dabei helfen, den Tagesablauf zu strukturieren, an wichtige Aufgaben zu erinnern oder Abläufe zu visualisieren. Zum Beispiel gibt es spezielle Apps, die als **digitale Zeitpläne** genutzt werden können und dabei helfen, den Tag zu planen und Aufgaben Schritt für Schritt abzuarbeiten. **Erinnerungsfunktionen** in diesen Apps können zudem helfen, regelmäßig wiederkehrende Aufgaben nicht zu vergessen, wie etwa das Einnehmen von Medikamenten.

Sprachassistenzsysteme wie Alexa oder Google Assistant können ebenfalls eine wertvolle Unterstützung bieten. Sie können genutzt werden, um Erinnerungen einzustellen, Einkaufslisten zu erstellen oder Rezepte vorzulesen. Diese Technologien bieten Menschen mit Autismus die Möglichkeit, alltägliche Aufgaben selbstständig zu organisieren, ohne auf die Unterstützung anderer angewiesen zu sein. Zudem können Sprachassistenten dazu beitragen, stressige Situationen zu entschärfen, indem sie als Hilfestellung bei der Bewältigung komplexer Aufgaben dienen.

Ein weiteres wichtiges Hilfsmittel sind **visuelle Unterstützungen**. Dazu gehören nicht nur digitale Tools, sondern auch physische Hilfsmittel wie **Bildkarten**, **Symbole** oder **Piktogramme**, die dabei helfen, Abläufe zu visualisieren und klar verständlich zu machen. Diese visuellen Hilfen können in vielen Alltagssituationen eingesetzt werden – sei es, um die Schritte einer Aufgabe zu verdeutlichen oder um Entscheidungen zu erleichtern, z.B. bei der Auswahl von Kleidung oder Lebensmitteln. **Visuelle Timer** können dabei helfen, das Zeitverständnis zu verbessern und Übergänge zwischen verschiedenen Aktivitäten zu erleichtern, was besonders bei Übergängen zwischen Aufgaben wichtig ist.

Unterstützung durch das soziale Umfeld

Familie, Freunde und Betreuer spielen eine zentrale Rolle bei der Förderung der Selbstständigkeit von Menschen mit Autismus. Eltern und Angehörige sind oft die wichtigsten Bezugspersonen und können durch gezielte Unterstützung dazu beitragen, dass die Betroffenen lernen, ihren Alltag selbstständig zu bewältigen. Es ist wichtig, dass diese Unterstützung darauf abzielt, die Eigenständigkeit zu fördern und nicht unbewusst Abhängigkeiten zu verstärken. **Balance zwischen Unterstützung und Förderung der Eigenständigkeit** ist dabei entscheidend, um langfristig Selbstvertrauen und Selbstwirksamkeit zu fördern.

Elterntrainings können dabei helfen, den Eltern die notwendigen Werkzeuge an die Hand zu geben, um die Selbstständigkeit ihres Kindes zu fördern. In solchen Trainings lernen Eltern, wie sie ihrem Kind Aufgaben zutrauen, es dabei unterstützen, eigene Entscheidungen zu treffen, und es ermutigen, auch schwierige Situationen selbst zu meistern. **Positive Verstärkung** spielt dabei eine wichtige Rolle – wenn ein Mensch mit Autismus eine Aufgabe erfolgreich selbstständig bewältigt, sollte dies gelobt und anerkannt werden, um das Vertrauen in die eigenen Fähigkeiten zu stärken. Dies kann durch **verbalen Zuspruch**, kleine Belohnungen oder das Hervorheben der erreichten Erfolge geschehen.

Auch **Betreuer und pädagogische Fachkräfte** sind wichtige Unterstützer. In Schulen oder Wohneinrichtungen können sie dabei helfen, die Selbstständigkeit zu fördern, indem sie den Betroffenen beibringen, alltägliche Aufgaben zu bewältigen, und ihnen dabei helfen, Strategien zur Problemlösung zu entwickeln. **Förderpläne**, die individuell auf die Bedürfnisse der Betroffenen abgestimmt sind, können dabei helfen, die Entwicklung der Selbstständigkeit gezielt zu unterstützen. Diese Pläne sollten regelmäßig überprüft und an die Fortschritte des Einzelnen angepasst werden, um sicherzustellen, dass sie den aktuellen Bedürfnissen gerecht werden.

Selbstständiges Wohnen

Ein besonders wichtiger Schritt zur Förderung der Selbstständigkeit ist das **selbstständige Wohnen**. Viele Menschen mit Autismus wünschen sich, so selbstständig wie möglich zu leben, doch dies ist oft mit großen Herausforderungen verbunden. Es gibt verschiedene **Wohnmodelle**, die auf die Bedürfnisse von Menschen mit Autismus abgestimmt sind und ihnen dabei helfen, ein möglichst selbstständiges Leben zu führen.

Betreutes Wohnen ist eine Möglichkeit, bei der Menschen mit Autismus in einer eigenen Wohnung leben, aber regelmäßig Unterstützung von Fachkräften erhalten. Diese Unterstützung kann je nach Bedarf unterschiedlich intensiv sein – von der Hilfe bei der Haushaltsführung bis hin zur Unterstützung in sozialen Angelegenheiten. Das Ziel ist es, den Betroffenen so viel Selbstständigkeit wie möglich zu ermöglichen, während sie gleichzeitig die notwendige Unterstützung erhalten, um ihren Alltag zu bewältigen. **Individuelle Betreuungspläne** helfen dabei, genau festzulegen, welche Unterstützung notwendig ist und wie diese am besten geleistet werden kann.

Ein weiteres Wohnmodell sind **Wohngemein-schaften**, in denen Menschen mit und ohne Behinderung zusammenleben. Diese inklusiven Wohnprojekte bieten die Möglichkeit, gemeinsam zu leben und voneinander zu lernen. Menschen mit Autismus profitieren davon, dass sie Teil einer Gemeinschaft sind und Unterstützung erhalten, während sie gleichzeitig ihre Selbstständigkeit entwickeln können. Solche Wohnprojekte fördern nicht nur die Selbstständigkeit, sondern auch die soziale Integration und das Gefühl der Zugehörigkeit. **Peer-Unterstützung** in solchen Gemeinschaften kann besonders hilfreich sein, da Gleichaltrige oft eine natürliche Unterstützung bieten, die den Betroffenen hilft, soziale Fähigkeiten zu entwickeln und Selbstvertrauen aufzubauen.

Persönliche Geschichten zur Selbstständigkeit im Alltag

Die Entwicklung der Selbstständigkeit verläuft bei Menschen mit Autismus sehr individuell. Ein Beispiel ist Lisa, eine junge Frau mit Autismus, die mit Unterstützung ihrer Eltern gelernt hat, selbstständig zu kochen. Lisa nutzt eine App, die ihr Schritt für Schritt zeigt, wie sie ein Gericht zubereiten kann. Ihre Mutter berichtet, dass Lisa durch das Kochen mehr Selbstvertrauen entwickelt hat und stolz darauf ist, ihre eigenen Mahlzeiten zubereiten zu können. Diese Fähigkeit hat Lisas Lebensqualität erheblich verbessert, da sie nun weniger auf die Hilfe ihrer Eltern angewiesen ist. **Die schrittweise Einführung neuer Rezepte** half Lisa dabei, ihre Fähigkeiten zu erweitern und das Gefühl zu entwickeln, auch komplexere Aufgaben bewältigen zu können.

Ein anderes Beispiel ist Max, ein junger Mann, der in einer betreuten Wohngemeinschaft lebt. Max hatte anfangs große Schwierigkeiten, seinen Alltag zu organisieren, da ihm die Planung und Strukturierung von Aufgaben schwerfiel. Durch die Unterstützung seiner Betreuer lernte Max, visuelle Zeitpläne zu nutzen und Aufgaben in kleine Schritte zu unterteilen. Heute ist Max in der Lage, viele Aufgaben im Haushalt selbstständig zu erledigen, und sagt, dass ihm die Unterstützung durch die Betreuer geholfen hat, mehr Kontrolle über seinen Alltag zu gewinnen. **Regelmäßige Reflexionsgespräche** mit seinen Betreuern halfen ihm, seine Fortschritte zu erkennen und weiter an seinen Fähigkeiten zu arbeiten.

Ein weiteres Beispiel ist Julia, die lange Zeit Schwierigkeiten hatte, den öffentlichen Nahverkehr zu nutzen, da sie sich in unbekannten Situationen schnell überfordert fühlte. Gemeinsam mit ihrer

Betreuerin entwickelte Julia einen Plan, der es ihr ermöglichte, schrittweise Sicherheit im Umgang mit Bus und Bahn zu gewinnen. Sie begann damit, zunächst kurze, bekannte Strecken zu fahren, und steigerte dann langsam die Komplexität der Fahrten. Heute kann Julia eigenständig den Weg zur Arbeit bewältigen, und sie sagt, dass dieser Erfolg ihr geholfen hat, auch andere Herausforderungen des Alltags mit mehr Zuversicht anzugehen.

Diese Geschichten zeigen, dass die Förderung der Selbstständigkeit bei Menschen mit Autismus ein kontinuierlicher Prozess ist, der Zeit und Geduld erfordert, aber zu einer erheblichen Verbesserung der Lebensqualität führen kann.

Kapitel 14: Berufliche Teilhabe und Integration

Die berufliche Teilhabe und Integration sind entscheidende Aspekte für die Lebensqualität und das Selbstwertgefühl von Menschen mit Autismus. Eine sinnvolle Beschäftigung ermöglicht nicht nur finanzielle Unabhängigkeit, sondern auch soziale Teilhabe und persönliche Erfüllung. Für Menschen mit Autismus ist der Weg in die Arbeitswelt jedoch oft mit vielen Hindernissen verbunden, da sie auf spezifische Herausforderungen stoßen, die den Einstieg in das Berufsleben erschweren. In diesem

Kapitel beleuchten wir die besonderen Schwierigkeiten, mit denen Menschen mit Autismus bei der beruflichen Teilhabe konfrontiert sind, sowie die Strategien und Unterstützungsmöglichkeiten, die ihnen helfen können, erfolgreich in den Arbeitsmarkt integriert zu werden.

Herausforderungen bei der beruflichen Integration

Der Einstieg in das Berufsleben ist für Menschen mit Autismus oft besonders schwierig. Eine der größten Herausforderungen besteht in den **sozialen Anforderungen**, die mit vielen Berufen verbunden sind. Viele Menschen mit Autismus haben Schwierigkeiten, soziale Interaktionen zu verstehen und sich in sozialen Situationen sicher zu fühlen. Dies kann insbesondere bei Vorstellungsgesprächen oder beim Arbeiten in Teams problematisch sein, da hier von den Arbeitnehmern erwartet wird, dass sie sich flexibel auf andere einstellen, Körpersprache lesen und in einem sozialen Kontext agieren können. Vorstellungsgespräche sind für viele Menschen mit Autismus eine besonders stressige Hürde, da sie oft nicht wissen, wie sie sich auf die ungeschriebenen Regeln und Erwartungen der Interviewer einstellen sollen. Sie haben oft

Schwierigkeiten, ihre Fähigkeiten zu präsentieren oder Smalltalk zu führen, was zu einer großen Hürde bei der Jobsuche wird.

Auch die **sensorischen Empfindlichkeiten** können den Arbeitsalltag erschweren. Viele Arbeitsplätze sind laut, hektisch oder verfügen über starke Lichteinflüsse, die für Menschen mit Autismus belastend sein können. Solche sensorischen Reize können zu Überforderung und Stress führen und die Fähigkeit, sich auf die Arbeit zu konzentrieren, erheblich beeinträchtigen. Ein Büro mit lauten Telefonen, Gesprächen und flackernden Leuchtstofflampen kann für Menschen mit Autismus ein großer Stressfaktor sein, der die Arbeitsleistung beeinträchtigt. **Sensorische Überlastung** kann nicht nur die Konzentration beeinträchtigen, sondern auch zu körperlichem Unwohlsein und Meltdowns führen, was es für Menschen mit Autismus schwierig macht, in einem solchen Umfeld produktiv zu bleiben. Auch Gerüche, Temperaturunterschiede oder visuelle Reize können die Arbeitsumgebung herausfordernd machen.

Exekutive Dysfunktionen stellen eine weitere Hürde dar, wenn es um die Organisation von Arbeitsaufgaben geht. Menschen mit Autismus haben oft Schwierigkeiten, komplexe Aufgaben zu planen, Prioritäten zu setzen oder flexibel auf Veränderungen zu reagieren. Diese Herausforderungen können dazu führen, dass es ihnen schwerfällt, ihre Aufgaben effizient zu organisieren und den Erwartungen am Arbeitsplatz gerecht zu werden. Auch der Umgang mit **unerwarteten Änderungen** oder **unvorherseh-baren Aufgaben** kann zu Stress führen und das Gefühl der Überforderung verstärken. Es kann für Menschen mit Autismus schwierig sein, von einer Aufgabe zur anderen zu wechseln, insbesondere wenn diese Aufgaben nicht klar strukturiert sind oder es an klaren Anweisungen fehlt. Diese Schwierigkeiten können dazu führen, dass sie sich in einem dynamischen Arbeitsumfeld verloren fühlen, was ihre Fähigkeit, sich an veränderte Anforderungen anzupassen, stark beeinträchtigt.

Stärken von Menschen mit Autismus im Berufsleben

Trotz der Herausforderungen verfügen Menschen mit Autismus über viele Stärken, die sie zu wertvollen Arbeitnehmern machen. Viele Menschen mit Autismus haben eine **hohe Detailgenauigkeit** und sind in der Lage, Aufgaben, die Geduld und Präzision erfordern, sorgfältig und genau auszuführen. Diese Fähigkeit ist besonders wertvoll in Bereichen wie Datenanalyse, Qualitätskontrolle oder Forschung, wo Genauigkeit und Sorgfalt von größter Bedeutung sind. Menschen mit Autismus können selbst kleinste Abweichungen oder Fehler erkennen, die anderen möglicherweise entgehen, und ihre präzise Arbeitsweise kann in vielen Bereichen einen großen Beitrag leisten.

Sie neigen oft dazu, sehr **fokussiert** zu arbeiten und verfügen über die Fähigkeit, sich tief in ein Thema einzuarbeiten, insbesondere wenn es sich um ein Gebiet handelt, das sie interessiert. Diese **Intensität der Konzentration** kann dazu führen, dass Menschen mit Autismus in bestimmten Bereichen besonders produktiv sind, da sie weniger leicht von äußeren Ablenkungen beeinflusst werden, wenn sie sich in eine Aufgabe vertiefen. Diese Fähigkeit ist besonders wertvoll in Berufen, in denen es darum geht, komplexe Probleme zu analysieren oder kreative Lösungen zu entwickeln, da Menschen mit Autismus oft eine einzigartige Perspektive einbringen können.

Darüber hinaus sind viele Menschen mit Autismus **ehrlich** und **direkt** in ihrer Kommunikation, was sie zu verlässlichen Mitarbeitern macht. Sie sind oft sehr loyal gegenüber ihrem Arbeitgeber und verfügen über eine starke Arbeitsmoral. Wenn die Rahmenbedingungen stimmen, können sie hervorragende Leistungen erbringen und sich durch ihre **Analytik** und **Problemlösungsfähigkeit** auszeichnen. Menschen mit Autismus sind oft gut darin, **Muster zu erkennen** und Probleme aus einer einzigartigen Perspektive zu betrachten, was in vielen Berufen von Vorteil sein kann. In Bereichen wie IT, Ingenieurwesen oder kreativer Gestaltung kann diese Fähigkeit zur Innovation und zur Entwicklung neuer Lösungsansätze führen.

Verlässlichkeit und Loyalität sind weitere Stärken, die Menschen mit Autismus oft auszeichnen. Sie haben häufig einen ausgeprägten Sinn für Gerechtigkeit und halten sich strikt an Regeln und Vereinbarungen. Dies macht sie zu zuverlässigen Teammitgliedern, auf deren Arbeit sich ihre Vorgesetzten und Kollegen verlassen können. Ihre **direkte Kommunikation** sorgt zudem dafür, dass Missverständnisse vermieden werden, da sie oft genau das sagen, was sie denken, ohne Hintergedanken oder versteckte Botschaften. Diese Klarheit kann in Arbeitsumgebungen, in denen eine offene und ehrliche Kommunikation erforderlich ist, sehr geschätzt werden.

Strategien zur Förderung der beruflichen Teilhabe

Um Menschen mit Autismus den Einstieg in das Berufsleben zu erleichtern, sind **individuelle Anpassungen und Unterstützungsmaßnahmen** notwendig. Eine der wichtigsten Maßnahmen ist die **Schaffung eines autismussensiblen Arbeitsumfelds**. Dies kann durch Anpassungen am Arbeitsplatz erfolgen, wie zum Beispiel die Bereitstellung eines ruhigen Arbeitsplatzes, der frei von sensorischen Reizen ist, oder die Möglichkeit, **Lärmreduzierungsmaßnahmen** wie geräuschdämmende Kopfhörer zu nutzen. Auch flexible Arbeitszeiten können helfen, den Arbeitsalltag für Menschen mit Autismus angenehmer zu gestalten. **Homeoffice-Optionen** können ebenfalls hilfreich sein, da sie es den Betroffenen ermöglichen, in ihrer gewohnten, reizarmen Umgebung zu arbeiten. Durch die Anpassung der Arbeitsumgebung kann die Produktivität gesteigert und das Wohlbefinden der Arbeitnehmer verbessert werden.

Job-Coaching ist eine weitere wertvolle Unterstützungsmöglichkeit, die Menschen mit Autismus helfen kann, sich in der Arbeitswelt zurechtzufinden. Ein Job-Coach kann den Arbeitnehmer am Arbeitsplatz begleiten, ihn bei der

Einarbeitung unterstützen und bei der Lösung von Problemen helfen, die im Arbeitsalltag auftreten. Diese individuelle Begleitung kann dazu beitragen, dass die betroffene Person Sicherheit gewinnt und sich in ihrer Rolle wohler fühlt. **Job-Coaching** kann auch dazu beitragen, den Arbeitgeber für die Bedürfnisse des Arbeitnehmers zu sensibilisieren und ein besseres Verständnis für Autismus zu entwickeln. Der Job-Coach kann als Vermittler zwischen Arbeitnehmer und Arbeitgeber fungieren und sicherstellen, dass die Kommunikation klar und verständlich bleibt. Zudem können Job-Coaches bei der Planung von Aufgaben helfen und Unterstützung bieten, wenn unerwartete Herausforderungen auftreten.

Schulungen für Arbeitgeber und Kollegen sind ebenfalls von großer Bedeutung, um ein inklusives Arbeitsumfeld zu schaffen. Viele der Schwierigkeiten, mit denen Menschen mit Autismus am Arbeitsplatz konfrontiert sind, lassen sich durch ein besseres Verständnis und mehr Toleranz der Kollegen entschärfen. Arbeitgeber sollten Schulungen anbieten, um das Bewusstsein für Autismus zu erhöhen und zu zeigen, wie sie ein unterstützendes Umfeld schaffen können. Dies hilft nicht nur den betroffenen Arbeitnehmern, sondern verbessert auch das allgemeine Betriebsklima.

Workshops und Sensibilisierungstrainings können Kollegen dabei unterstützen, die Verhaltensweisen von Menschen mit Autismus besser zu verstehen und angemessen darauf zu reagieren. Solche Schulungen können dazu beitragen, Berührungsängste abzubauen und die Zusammenarbeit im Team zu fördern.

Ein weiterer wichtiger Ansatz ist die **individuelle Anpassung der Aufgaben**. Menschen mit Autismus profitieren oft davon, wenn die Arbeitsaufgaben klar strukturiert sind und sie genau wissen, was von ihnen erwartet wird. Aufgaben sollten möglichst in kleinere Schritte unterteilt werden, um die Anforderungen überschaubarer zu gestalten. Außerdem sollten unvorhersehbare Änderungen so weit wie möglich vermieden werden, um Stress zu reduzieren. **Klare und direkte Kommunikation** über Erwartungen, Aufgaben und Feedback ist besonders wichtig, um Missverständnisse zu vermeiden. Regelmäßige **Feedbackgespräche** können helfen, den Betroffenen Sicherheit zu geben und sicherzustellen, dass sie genau wissen, ob sie die Erwartungen erfüllen und wo Verbesserungen möglich sind. Solche Gespräche sollten in einer unterstützenden und konstruktiven Weise geführt werden, um das Selbstvertrauen der betroffenen Person zu stärken.

Unterstützung durch berufliche Bildung und Praktika

Der Übergang von der Schule in das Berufsleben ist für viele Menschen mit Autismus eine kritische Phase. **Berufsvorbereitende Bildungsmaßnahmen** und **Praktika** können helfen, diesen Übergang zu erleichtern, indem sie den Betroffenen die Möglichkeit bieten, erste Erfahrungen in der Arbeitswelt zu sammeln. Praktika sind eine gute Gelegenheit, um herauszufinden, welche Berufe zu den eigenen Interessen und Fähigkeiten passen und um die notwendigen beruflichen Fähigkeiten zu entwickeln. **Praktische Erfahrungen** sind besonders wichtig, da viele Menschen mit Autismus durch „Learning by Doing" am besten lernen und so direkt erleben können, wie der Arbeitsalltag aussieht.

Einige Organisationen bieten spezielle **Ausbildungsprogramme** für Menschen mit Autismus an, die auf deren besondere Bedürfnisse abgestimmt sind. Solche Programme legen besonderen Wert auf die Entwicklung sozialer und praktischer Fähigkeiten, die für das Berufsleben wichtig sind. Auch die Unterstützung durch

Integrationsfachdienste kann in dieser Phase hilfreich sein, da sie Menschen mit Autismus bei der Suche nach einem passenden Arbeitsplatz unterstützen und auch während der Einarbeitungsphase zur Seite stehen. **Integrationsfachdienste** fungieren als Bindeglied zwischen Arbeitgebern und Arbeitnehmern und helfen dabei, die Arbeitsbedingungen so zu gestalten, dass sie den Bedürfnissen des Arbeitnehmers gerecht werden.

Mentorenprogramme können ebenfalls eine wertvolle Unterstützung bieten. Ein Mentor, der als Ansprechpartner zur Verfügung steht und den Betroffenen durch die ersten Monate am Arbeitsplatz begleitet, kann dazu beitragen, Ängste abzubauen und Sicherheit zu gewinnen. Ein Mentor kann helfen, den Arbeitsplatz kennenzulernen, soziale Interaktionen zu üben und die kulturellen Normen des Unternehmens besser zu verstehen. Diese Art der Unterstützung fördert nicht nur die berufliche, sondern auch die soziale Integration.

Erfolgreiche berufliche Integration: Persönliche Geschichten

Persönliche Geschichten von Menschen mit Autismus, die erfolgreich in den Arbeitsmarkt integriert wurden, zeigen, wie vielfältig die beruflichen Möglichkeiten sein können. Ein Beispiel ist Thomas, der als **Softwareentwickler** arbeitet. Thomas hat ein starkes Interesse an Computern und Programmierung und nutzt seine Fähigkeit, sich tief in Themen einzuarbeiten, um komplexe Probleme zu lösen. Sein Arbeitgeber hat Verständnis für seine Bedürfnisse und stellt ihm einen ruhigen Arbeitsplatz zur Verfügung, an dem er ungestört arbeiten kann. Thomas sagt, dass er sich durch diese Anpassungen wohlfühlt und seine Arbeit sehr zufriedenstellend findet.

Ein anderes Beispiel ist Anna, die in einer **Bibliothek** arbeitet. Anna liebt Bücher und hat eine ausgeprägte Fähigkeit, sich Details zu merken. Sie ist für die Organisation der Buchbestände zuständig und arbeitet mit großer Sorgfalt und Genauigkeit. Ihre Vorgesetzten schätzen ihre Zuverlässigkeit und ihre Fähigkeit, sich gut zu konzentrieren. Anna hatte anfangs Schwierigkeiten, sich im Team zurechtzufinden, erhielt jedoch Unterstützung durch ein **Job-Coaching**, das ihr half, die sozialen Anforderungen besser zu verstehen und zu bewältigen.

Ein weiteres Beispiel ist Max, der in einem **Logistikunternehmen** arbeitet. Max hat ein gutes räumliches Vorstellungsvermögen und arbeitet im Bereich der Lagerverwaltung. Durch die strukturierte Arbeit und die klaren Aufgabenstellungen fühlt sich Max sicher und wohl in seinem Job. Sein Arbeitgeber hat ihm einen festen Arbeitsplatz eingerichtet, der auf seine sensorischen Bedürfnisse angepasst ist, und Max hat gelernt, seine Aufgaben mit großem Geschick und Genauigkeit auszuführen. Zudem erhielt er Unterstützung durch einen Mentor, der ihm half, den Umgang mit den Kolleginnen und Kollegen zu erlernen und soziale Hürden zu überwinden. Diese Unterstützung half Max, Selbstvertrauen zu entwickeln und sich sicher im Arbeitsumfeld zu bewegen.

Diese Geschichten zeigen, dass Menschen mit Autismus in vielen verschiedenen Berufsfeldern erfolgreich sein können, wenn die Rahmenbedingungen stimmen und sie die notwendige Unterstützung erhalten. Es verdeutlicht, wie wichtig es ist, individuelle Stärken zu erkennen und gezielte Maßnahmen zu ergreifen, um eine erfolgreiche berufliche Teilhabe zu ermöglichen.

Fazit

Die berufliche Teilhabe ist für Menschen mit Autismus von großer Bedeutung, da sie zur finanziellen Unabhängigkeit, sozialen Integration und persönlichen Erfüllung beiträgt. Obwohl der

Einstieg in das Berufsleben für viele Menschen mit Autismus mit besonderen Herausforderungen verbunden ist, gibt es zahlreiche Strategien und Unterstützungsmaßnahmen, die ihnen helfen können, erfolgreich in den Arbeitsmarkt integriert zu werden. Ein autismussensibles Arbeitsumfeld, individuelle Anpassungen, Job-Coaching und Schulungen für Arbeitgeber sind wichtige Schritte, um die Teilhabe von Menschen mit Autismus am Arbeitsleben zu fördern.

Kapitel 15: Gesellschaftliche Teilhabe und Inklusion

Die gesellschaftliche Teilhabe und Inklusion sind wesentliche Aspekte eines erfüllten Lebens. Für Menschen mit Autismus bedeutet gesellschaftliche Teilhabe nicht nur das Mitmachen im sozialen Leben, sondern auch das Gefühl der Zugehörigkeit und Akzeptanz in der Gemeinschaft. Oft stehen Menschen mit Autismus jedoch vor besonderen Herausforderungen, die ihre Inklusion und Partizipation erschweren. In diesem Kapitel beleuchten wir, was gesellschaftliche Teilhabe bedeutet, welche Hindernisse bestehen und welche Maßnahmen ergriffen werden können, um die Inklusion von Menschen mit Autismus in unserer Gesellschaft zu fördern.

Herausforderungen der gesellschaftlichen Teilhabe

Die gesellschaftliche Teilhabe von Menschen mit Autismus ist häufig durch eine Reihe von **Barrieren** eingeschränkt. Eine der größten Herausforderungen sind **soziale Interaktionen**. Viele Menschen mit Autismus haben Schwierigkeiten, nonverbale Signale zu verstehen, die für neurotypische Menschen selbstverständlich sind. Dazu gehören Gesichtsausdrücke, Gestik und Tonfall, die oft subtile Hinweise auf die Bedeutung einer Aussage geben. Das Fehlen dieser Fähigkeiten kann dazu führen, dass Menschen mit Autismus in sozialen Situationen unsicher sind oder missverstanden werden. Die Fähigkeit, in Gruppen zu agieren, erfordert oft eine schnelle Reaktion auf soziale Signale, was für Menschen mit Autismus eine große Hürde darstellen kann. Dies führt nicht selten zu sozialer Isolation oder dem Rückzug aus sozialen Situationen, um unangenehme Erlebnisse zu vermeiden.

Kommunikationsschwierigkeiten sind ebenfalls ein bedeutendes Hindernis. Während einige Menschen mit Autismus möglicherweise überhaupt nicht sprechen, haben andere Schwierigkeiten, ihre Gedanken klar auszudrücken oder Gespräche zu führen. Diese Kommunikationsbarrieren erschweren nicht nur die gesellschaftliche Teilhabe, sondern führen oft zu Missverständnissen und Frustrationen im Kontakt mit anderen Menschen. Für viele ist es schwierig, Kontakte zu knüpfen und Freundschaften aufzubauen, was zu sozialer Isolation führen kann. Manche Menschen mit Autismus bevorzugen direkte und klare Kommunikation, was in sozialen Kontexten, die von indirekter Kommunikation und unausgesprochenen Erwartungen geprägt sind, ebenfalls zu Problemen führen kann.

Auch **sensorische Überempfindlichkeiten** stellen eine Herausforderung dar. Viele gesellschaftliche Aktivitäten finden an Orten statt, die laut, hell oder überfüllt sind, wie zum Beispiel in Einkaufszentren, Kinos oder Restaurants. Diese Reize können für Menschen mit Autismus überwältigend sein und dazu führen, dass sie solche Orte meiden und damit auch die Teilnahme am gesellschaftlichen Leben einschränken. Das Gefühl der Überforderung durch sensorische Reize kann dazu führen, dass Menschen mit Autismus bestimmte Aktivitäten als zu anstrengend oder sogar unerträglich empfinden. Diese sensorische Überlastung kann sowohl körperliche als auch emotionale Reaktionen hervorrufen, die von

Rückzug bis hin zu Angst oder Wutausbrüchen reichen.

Ein weiteres Hindernis ist der **Mangel an Verständnis und Akzeptanz** in der Gesellschaft. Viele Menschen wissen nur wenig über Autismus oder haben falsche Vorstellungen von den Fähigkeiten und Bedürfnissen autistischer Menschen. Diese Unkenntnis führt zu Vorurteilen, die die Inklusion erschweren. Menschen mit Autismus erleben oft **Stigmatisierung** und Diskriminierung, was dazu führen kann, dass sie sich zurückziehen und weniger an gesellschaftlichen Aktivitäten teilnehmen. Ein häufiges Missverständnis ist, dass Menschen mit Autismus nicht sozial sein möchten oder keine Gefühle haben, was zu einer fehlerhaften Wahrnehmung und ungerechtfertigten Vorurteilen führt. Das Fehlen von positiven Vorbildern und medialer Repräsentation von Menschen mit Autismus trägt ebenfalls dazu bei, dass in der Öffentlichkeit ein verzerrtes Bild entsteht.

Bedeutung der Inklusion

Inklusion bedeutet, dass Menschen mit Autismus voll und ganz am gesellschaftlichen Leben teilhaben können, ohne auf ihre Besonderheiten reduziert zu werden. Es geht darum, dass sie die gleichen Chancen und Möglichkeiten haben wie alle anderen Menschen, sei es in der Schule, am Arbeitsplatz, im Sportverein oder in der Nachbarschaft. Inklusion bedeutet nicht nur, dass Menschen mit Autismus physisch anwesend sind, sondern auch, dass sie akzeptiert und wertgeschätzt werden. Es geht darum, Barrieren abzubauen und ein Umfeld zu schaffen, in dem jeder Mensch, unabhängig von seinen Fähigkeiten oder Einschränkungen, sein volles Potenzial entfalten kann.

Ein inklusives Umfeld trägt nicht nur zur Lebensqualität von Menschen mit Autismus bei, sondern bereichert auch die Gemeinschaft. Unterschiedliche Perspektiven und Erfahrungen sind eine Bereicherung für alle. Menschen mit Autismus haben oft eine einzigartige Sichtweise auf die Welt, die neue Ideen und Ansätze hervorbringen kann. Beispielsweise sind viele Menschen mit Autismus äußerst detailorientiert und in der Lage, Probleme aus einer anderen Perspektive zu betrachten, was zu innovativen Lösungsansätzen führen kann. Eine inklusive Gesellschaft zeichnet sich dadurch aus, dass sie Vielfalt als Chance begreift und Menschen unabhängig von ihren Fähigkeiten oder Einschränkungen respektiert.

Soziale Akzeptanz ist ein zentraler Aspekt der Inklusion. Es reicht nicht aus, dass Menschen mit Autismus Zugang zu öffentlichen Räumen und Dienstleistungen haben; sie müssen auch als gleichwertige Mitglieder der Gesellschaft angesehen werden. Inklusion bedeutet, dass die Unterschiede als normal betrachtet werden und dass es keine besondere Behandlung erfordert, um ein aktiver Teil der Gesellschaft zu sein. Dies schließt ein, dass Menschen mit Autismus genauso wie andere die Möglichkeit haben, Freundschaften zu schließen, Hobbys auszuüben und in ihrer Nachbarschaft aktiv zu sein.

Strategien zur Förderung der gesellschaftlichen Teilhabe

Um die gesellschaftliche Teilhabe von Menschen mit Autismus zu fördern, sind **gezielte Maßnahmen und Veränderungen auf verschiedenen Ebenen** erforderlich. Eine der wichtigsten Maßnahmen ist die **Sensibilisierung der Gesellschaft**. Durch Aufklärung und Information können Vorurteile abgebaut und das Verständnis für die Bedürfnisse von Menschen mit Autismus verbessert werden. Kampagnen, Schulungen und Informationsveranstaltungen können dazu beitragen, das Bewusstsein für Autismus zu schärfen und

Empathie in der Bevölkerung zu fördern. Schulen und Arbeitgeber können eine wichtige Rolle spielen, indem sie Programme zur Sensibilisierung anbieten, die darauf abzielen, Vorurteile abzubauen und eine Kultur der Akzeptanz zu schaffen.

Ein weiterer wichtiger Schritt ist die **Anpassung der öffentlichen Räume**. Orte wie Einkaufszentren, öffentliche Verkehrsmittel oder Freizeiteinrichtungen sollten so gestaltet sein, dass sie für Menschen mit Autismus zugänglich und angenehm sind. Dies kann zum Beispiel durch die Schaffung von **ruhigen Zonen**, die Reduzierung von Lärm oder die Verwendung von klaren Beschilderungen erreicht werden. Solche Anpassungen ermöglichen es Menschen mit Autismus, sich wohler zu fühlen und aktiv am öffentlichen Leben teilzunehmen. **Ruhige Einkaufszeiten** in Supermärkten, in denen Lichter gedimmt und Geräusche minimiert werden, sind ein gutes Beispiel für eine Maßnahme, die Menschen mit sensorischen Empfindlichkeiten zugutekommt.

Auch die **Förderung sozialer Kompetenzen** spielt eine zentrale Rolle bei der Unterstützung der gesellschaftlichen Teilhabe. Menschen mit Autismus profitieren von Trainings, die ihnen helfen, soziale Fähigkeiten zu entwickeln und sich in verschiedenen sozialen Situationen sicherer zu fühlen. **Sozialkompetenztrainings** können dazu beitragen, dass Menschen mit Autismus lernen, wie sie Gespräche beginnen und aufrechterhalten, Konflikte lösen oder nonverbale Signale besser verstehen können. Diese Trainings sollten möglichst früh beginnen und langfristig angeboten werden, um die sozialen Fähigkeiten kontinuierlich zu fördern. Auch **Rollenspiele** und die praktische Übung von Alltagssituationen können helfen, soziale Fertigkeiten in einem geschützten Umfeld zu erlernen und zu festigen.

Inklusive Freizeitangebote sind ein weiterer wichtiger Baustein zur Förderung der gesellschaftlichen Teilhabe. Vereine, Sportgruppen oder kulturelle Einrichtungen sollten offen für Menschen mit Autismus sein und sich darauf einstellen, deren spezifische Bedürfnisse zu berücksichtigen. Dies kann durch geschulte Trainer oder Betreuer geschehen, die wissen, wie sie auf die besonderen Herausforderungen eingehen können. Freizeitaktivitäten bieten eine gute Möglichkeit, soziale Kontakte zu knüpfen und Gemeinschaftserfahrungen zu machen, die zur Lebensqualität beitragen. Es gibt bereits einige **Sportvereine**, die inklusive Programme anbieten, bei denen Menschen mit und ohne Behinderung gemeinsam trainieren. Solche Angebote fördern nicht nur die körperliche Fitness, sondern auch den sozialen Austausch und das Gemeinschaftsgefühl.

Die **Beteiligung von Familienangehörigen** ist ebenfalls ein wichtiger Aspekt. Eltern und Angehörige spielen oft eine zentrale Rolle bei der Unterstützung von Menschen mit Autismus, insbesondere wenn es darum geht, gesellschaftliche Aktivitäten wahrzunehmen. Sie können dabei helfen, Barrieren zu überwinden, und dienen oft als Vermittler zwischen der betroffenen Person und der Gesellschaft. Familienangehörige sollten dabei unterstützt werden, dass auch sie eine **Entlastung** erfahren und an Aktivitäten teilnehmen können, die ihnen selbst Freude bereiten. Dazu können Selbsthilfegruppen oder spezielle Beratungsangebote beitragen. **Angebote zur Entlastungspflege** können es Familienangehörigen ermöglichen, auch einmal Zeit für sich selbst zu haben, um neue Kraft zu schöpfen und sich besser um ihre Angehörigen kümmern zu können.

Vorbilder und Erfolgsgeschichten können ebenfalls eine wichtige Rolle spielen, um die gesellschaftliche Teilhabe von Menschen mit Autismus zu fördern. Wenn Menschen mit Autismus in den Medien oder in der Öffentlichkeit sichtbar sind und ihre Geschichten teilen, trägt dies dazu bei, Stereotype abzubauen und zu zeigen, dass sie ein aktiver Teil der Gesellschaft sein können. Solche Geschichten können anderen Menschen mit Autismus Mut machen und ihnen zeigen, dass auch sie ihre Ziele erreichen können.

Persönliche Geschichten zur gesellschaftlichen Teilhabe

Persönliche Geschichten von Menschen mit Autismus, die erfolgreich an gesellschaftlichen Aktivitäten teilhaben, können inspirierend sein und zeigen, wie Inklusion gelingen kann. Ein Beispiel ist Lukas, der in einer inklusiven **Theatergruppe** mitspielt. Lukas hatte anfangs große Schwierigkeiten, sich auf der Bühne zu präsentieren und mit anderen Schauspielern zu interagieren. Durch die Unterstützung der Gruppenleiter, die gezielt auf seine Bedürfnisse eingingen, fand Lukas jedoch zunehmend Freude am Schauspiel und entwickelte eine große Leidenschaft für das Theater. Heute spielt er regelmäßig in Aufführungen mit und sagt, dass ihm das Theaterspielen geholfen hat, mehr Selbstvertrauen zu gewinnen und neue Freunde zu finden. Die Theatergruppe hat nicht nur seine sozialen Fähigkeiten verbessert, sondern ihm auch eine kreative Ausdrucksmöglichkeit gegeben.

Ein weiteres Beispiel ist Julia, die sich in einer **Selbsthilfegruppe** für Menschen mit Autismus engagiert. Julia war lange Zeit sozial isoliert und hatte das Gefühl, in der Gesellschaft keinen Platz zu haben. In der Selbsthilfegruppe fand sie jedoch Menschen, die ihre Erfahrungen teilten und sie verstanden. Sie begann, sich aktiv in der Gruppe zu engagieren, organisierte Treffen und Informationsveranstaltungen und half anderen Betroffenen, sich besser in der Gesellschaft zurechtzufinden. Heute ist Julia eine wichtige Ansprechpartnerin für viele Mitglieder der Gruppe und fühlt sich zum ersten Mal als Teil einer Gemeinschaft.

Auch Martin, der an einem **inklusiven Sportprogramm** teilnimmt, zeigt, wie gesellschaftliche Teilhabe gelingen kann. Martin hatte immer Schwierigkeiten, sich in sozialen Situationen wohlzufühlen, und vermied oft den Kontakt zu anderen Menschen. Durch ein inklusives Sportprogramm, das speziell auf die Bedürfnisse von Menschen mit Autismus abgestimmt war, konnte Martin in einem sicheren Umfeld neue soziale Fähigkeiten entwickeln. Er trainierte regelmäßig mit anderen Teilnehmern, und die gemeinsame Aktivität half ihm, Vertrauen zu gewinnen und sich in der Gruppe wohlzufühlen.

Heute nimmt Martin sogar an Wettkämpfen teil und hat Freundschaften geschlossen, die ihm viel bedeuten.

Fazit

Gesellschaftliche Teilhabe und Inklusion sind von großer Bedeutung für die Lebensqualität von Menschen mit Autismus. Sie bedeuten mehr als nur die physische Anwesenheit in der Gesellschaft – sie bedeuten Akzeptanz, Wertschätzung und das Gefühl, dazuzugehören. Obwohl es viele Herausforderungen gibt, die die gesellschaftliche Teilhabe von Menschen mit Autismus erschweren, gibt es auch zahlreiche Wege, wie Inklusion gefördert werden kann. Sensibilisierung, Anpassungen der öffentlichen Räume, die Förderung sozialer Kompetenzen und inklusive Freizeitangebote sind nur einige der Maßnahmen, die dazu beitragen können, dass Menschen mit Autismus aktiv und selbstbestimmt am gesellschaftlichen Leben teilnehmen können.

Kapitel 16: Unterstützungsnetzwerke und Hilfsangebote

Für Menschen mit Autismus und ihre Angehörigen sind **Unterstützungsnetzwerke** von zentraler Bedeutung, um die Herausforderungen des Alltags zu bewältigen. Diese Netzwerke können aus verschiedenen Einrichtungen, Fachpersonen und Gemeinschaften bestehen, die auf die individuellen Bedürfnisse von Menschen mit Autismus abgestimmt sind. In diesem Kapitel werden die verschiedenen Arten von Unterstützungsnetzwerken und Hilfsangeboten vorgestellt, die sowohl für Betroffene als auch für ihre Familienangehörigen von großer Bedeutung sind.

Familie und Freunde als Unterstützungsnetzwerk

Die **Familie** spielt oft die wichtigste Rolle im Unterstützungsnetzwerk von Menschen mit Autismus. Eltern, Geschwister und andere nahestehende Personen sind diejenigen, die den Betroffenen in schwierigen Zeiten zur Seite stehen und ihnen helfen, die Herausforderungen des Alltags zu bewältigen. Familienangehörige bieten emotionale Unterstützung, helfen bei der Organisation des Alltags und begleiten die betroffene Person zu Arztterminen oder Therapien. Die **Belastung** für die Familienangehörigen ist dabei jedoch oft hoch, da sie neben der Unterstützung ihres autistischen Familienmitglieds auch ihre eigenen Bedürfnisse und Verpflichtungen im Blick behalten müssen. Daher sind Angebote zur

Entlastung der Angehörigen, wie beispielsweise Kurzzeitpflege oder Tagesbetreuungsangebote, von großer Bedeutung.

Auch **Freunde** können eine wichtige Rolle im Unterstützungsnetzwerk spielen. Freundschaften bieten nicht nur emotionale Unterstützung, sondern fördern auch die soziale Integration. Menschen mit Autismus haben jedoch oft Schwierigkeiten, Freundschaften aufzubauen und zu pflegen, da sie Schwierigkeiten mit sozialen Interaktionen haben können. Es ist daher wichtig, dass Freunde Geduld und Verständnis zeigen und bereit sind, sich auf die besonderen Bedürfnisse der betroffenen Person einzustellen. Freundschaften können durch gemeinsame Interessen und Aktivitäten gefördert werden, beispielsweise durch das gemeinsame Ausüben von Hobbys oder den Besuch von Veranstaltungen.

Selbsthilfegruppen und Peer-Unterstützung

Selbsthilfegruppen bieten eine wertvolle Unterstützungsmöglichkeit für Menschen mit Autismus und ihre Angehörigen. In Selbsthilfegruppen treffen sich Menschen, die ähnliche Erfahrungen gemacht haben, um sich auszutauschen, sich gegenseitig zu unterstützen und gemeinsam Lösungen für die

Herausforderungen des Alltags zu finden. Selbsthilfegruppen bieten einen sicheren Raum, in dem Menschen über ihre Probleme sprechen können, ohne Angst vor Stigmatisierung oder Vorurteilen haben zu müssen. Sie ermöglichen es den Teilnehmern, voneinander zu lernen, sich gegenseitig zu motivieren und gemeinsam neue Wege zu finden, um mit den Herausforderungen des Autismus umzugehen.

Peer-Unterstützung ist eine besondere Form der Unterstützung, bei der Menschen mit Autismus anderen Betroffenen helfen. Peers verstehen die Herausforderungen des Autismus aus eigener Erfahrung und können daher oft auf einer tieferen Ebene unterstützen als Fachpersonen. Peer-Unterstützung kann dazu beitragen, das Selbstwertgefühl der Betroffenen zu stärken und ihnen zu zeigen, dass sie nicht alleine sind. Peers können eine wichtige Rolle bei der Bewältigung des Alltags spielen, indem sie als Vorbilder dienen und praktische Tipps zur Bewältigung von Herausforderungen geben.

Fachliche Unterstützung durch Therapeuten und Fachkräfte

Therapeuten und **Fachkräfte** spielen eine zentrale Rolle in der Unterstützung von Menschen mit

Autismus. Unterschiedliche Therapien können dabei helfen, die Fähigkeiten und das Wohlbefinden der Betroffenen zu verbessern. Zu den häufigsten Therapieformen zählen **Verhaltenstherapie, Sprachtherapie** und **Ergotherapie**. Diese Therapien zielen darauf ab, die sozialen, kommunikativen und motorischen Fähigkeiten der Betroffenen zu fördern und ihnen zu helfen, besser mit den Herausforderungen des Alltags umzugehen. **Verhaltenstherapie** beispielsweise kann Menschen mit Autismus helfen, Verhaltensweisen zu erlernen, die ihnen im Alltag nützlich sind, während **Sprachtherapie** dazu beitragen kann, die Kommunikationsfähigkeiten zu verbessern.

Auch **Ergotherapeuten** spielen eine wichtige Rolle, insbesondere wenn es darum geht, die **motorischen Fähigkeiten** und die **sensorische Integration** zu fördern. Menschen mit Autismus haben oft Schwierigkeiten mit der Fein- und Grobmotorik oder sind besonders empfindlich gegenüber bestimmten sensorischen Reizen. Ergotherapeuten arbeiten gezielt daran, die betroffenen Fähigkeiten zu stärken und den Umgang mit sensorischen Empfindlichkeiten zu verbessern.

Neben den Therapeuten gibt es auch **Sonderpädagogen**, die besonders in der schulischen Förderung eine wichtige Rolle spielen. Sie unterstützen Kinder und Jugendliche mit Autismus dabei, den schulischen Anforderungen gerecht zu werden, und arbeiten eng mit den Lehrkräften zusammen, um individuelle Förderpläne zu erstellen. Diese enge Zusammenarbeit hilft dabei, die schulische Integration zu fördern und den Bildungserfolg der Betroffenen zu sichern.

Unterstützung durch soziale Dienste und Beratungsstellen

Soziale Dienste und **Beratungsstellen** bieten ebenfalls wertvolle Unterstützung für Menschen mit Autismus und ihre Familien. Sie helfen bei der Vermittlung von Hilfsangeboten, unterstützen bei der Beantragung von Leistungen und bieten Beratung in verschiedenen Lebensbereichen. Dazu gehören beispielsweise die **Eingliederungshilfe**, die Unterstützung bei der Integration in die Gesellschaft bietet, oder **Ambulante Hilfen**, die Menschen mit Autismus im Alltag unterstützen.

Beratungsstellen bieten zudem **psychosoziale Beratung** für die Betroffenen und ihre Angehörigen an. Diese Beratungen können dazu beitragen, den

Umgang mit den Herausforderungen des Alltags zu erleichtern, und bieten einen Raum, in dem Sorgen und Ängste besprochen werden können. Beratungsstellen informieren zudem über mögliche finanzielle Unterstützungen, wie beispielsweise **Pflegegeld**, und helfen bei der Beantragung von Leistungen.

Ein weiterer wichtiger Aspekt ist die Unterstützung durch **Assistenzdienste**. Persönliche Assistenten können Menschen mit Autismus im Alltag unterstützen, indem sie bei der Bewältigung alltäglicher Aufgaben helfen, die Mobilität fördern und bei der Teilnahme an sozialen Aktivitäten assistieren. Diese Unterstützung kann den Betroffenen mehr Selbstständigkeit und Unabhängigkeit ermöglichen und dazu beitragen, dass sie aktiv am gesellschaftlichen Leben teilnehmen können.

Schulische Unterstützung und inklusive Bildungsangebote

Die **schulische Unterstützung** ist für viele Kinder und Jugendliche mit Autismus ein wichtiger Bestandteil ihres Unterstützungsnetzwerks. Schulen, die **inklusive Bildungsangebote** bereitstellen, ermöglichen es Kindern mit Autismus, gemeinsam mit neurotypischen Kindern zu lernen und soziale Kontakte zu knüpfen. Inklusive Schulen bieten spezielle Fördermaßnahmen an, die auf die individuellen Bedürfnisse der Schüler abgestimmt sind, und arbeiten eng mit Sonderpädagogen zusammen, um eine bestmögliche Förderung zu gewährleisten.

Neben inklusiven Schulen gibt es auch spezielle **Förderschulen**, die auf die Bedürfnisse von Kindern mit Autismus ausgerichtet sind. Diese Schulen bieten eine intensive Betreuung und Unterstützung, um den Kindern zu helfen, ihre individuellen Fähigkeiten zu entwickeln und ihre schulischen Ziele zu erreichen. Die Wahl zwischen einer inklusiven Schule und einer Förderschule hängt von den individuellen Bedürfnissen des Kindes ab und sollte in enger Absprache mit den Eltern, den Lehrkräften und anderen Fachpersonen getroffen werden.

Bedeutung der Vernetzung und Zusammenarbeit

Die **Vernetzung** zwischen den verschiedenen Unterstützungsangeboten ist von großer Bedeutung, um eine ganzheitliche Unterstützung für Menschen mit Autismus zu gewährleisten. Eine enge Zusammenarbeit zwischen Therapeuten, Lehrkräften, Sozialarbeitern und Familienangehörigen ermöglicht es, die Unterstützung auf die individuellen Bedürfnisse der Betroffenen abzustimmen und sicherzustellen, dass alle Beteiligten an einem Strang ziehen. Regelmäßige **Fallbesprechungen** und der Austausch von Informationen sind wichtige Instrumente, um die Unterstützung kontinuierlich zu verbessern und auf Veränderungen im Bedarf der Betroffenen reagieren zu können.

Auch die **Zusammenarbeit mit Ärzten** ist ein wichtiger Bestandteil des Unterstützungsnetzwerks. Viele Menschen mit Autismus haben zusätzlich zu den autismusbedingten Herausforderungen auch gesundheitliche Probleme, die eine regelmäßige medizinische Betreuung erfordern. Eine enge Zusammenarbeit zwischen den Ärzten und anderen Fachpersonen trägt dazu bei, dass die gesundheitliche Versorgung der Betroffenen bestmöglich gewährleistet ist und alle relevanten Aspekte der Unterstützung berücksichtigt werden.

Fazit

Unterstützungsnetzwerke und Hilfsangebote sind für Menschen mit Autismus und ihre Angehörigen von großer Bedeutung, um die Herausforderungen des Alltags zu bewältigen und eine bestmögliche Teilhabe am gesellschaftlichen Leben zu ermöglichen. Familienangehörige, Freunde, Selbsthilfegruppen, Therapeuten, Fachkräfte, soziale Dienste und Schulen – sie alle tragen dazu bei, dass Menschen mit Autismus die Unterstützung erhalten, die sie benötigen. Die Vernetzung und Zusammenarbeit dieser verschiedenen Unterstützungsangebote sind entscheidend, um eine ganzheitliche und individuelle Förderung zu gewährleisten.

Kapitel 17: Politik und Gesetzgebung im Bereich Autismus

Die Unterstützung und Inklusion von Menschen mit Autismus wird nicht nur durch individuelle Bemühungen und gesellschaftliches Engagement bestimmt, sondern auch durch die **politischen Rahmenbedingungen** und die **Gesetzgebung**. In diesem Kapitel werfen wir einen Blick auf die politischen Maßnahmen und Gesetze, die den Alltag von Menschen mit Autismus beeinflussen, und betrachten, wie die Politik zur Verbesserung ihrer Lebensqualität beitragen kann.

Relevante Gesetze und rechtliche Rahmenbedingungen

Die rechtlichen Rahmenbedingungen, die die Unterstützung und Inklusion von Menschen mit

Autismus regeln, sind vielfältig. Zu den wichtigsten Gesetzen gehören das **Behindertengleich-stellungsgesetz (BGG)**, das **Sozialgesetzbuch (SGB)** und das **Bundesteilhabegesetz (BTHG)**. Diese Gesetze regeln unter anderem die Rechte von Menschen mit Behinderungen, die Teilhabe am gesellschaftlichen Leben sowie den Zugang zu Unterstützungsleistungen.

Das **Behindertengleichstellungsgesetz** hat zum Ziel, die Benachteiligung von Menschen mit Behinderungen zu beseitigen und ihre gleichberechtigte Teilhabe am Leben in der Gesellschaft zu gewährleisten. Es verpflichtet öffentliche Stellen, Barrieren abzubauen und den Zugang zu Informationen, Dienstleistungen und Gebäuden barrierefrei zu gestalten. Dies ist besonders wichtig für Menschen mit Autismus, die auf barrierefreie Kommunikation und verständliche Informationen angewiesen sind.

Das **Sozialgesetzbuch (SGB)** enthält verschiedene Regelungen, die die Unterstützung von Menschen mit Autismus betreffen. Dazu gehören unter anderem die **Eingliederungshilfe** nach SGB IX, die darauf abzielt, Menschen mit Behinderungen eine möglichst selbstständige Lebensführung zu ermöglichen. Auch die **Kinder- und Jugendhilfe** nach SGB VIII spielt eine wichtige Rolle, insbesondere bei der Unterstützung von Kindern und Jugendlichen mit Autismus und ihren Familien.

Das **Bundesteilhabegesetz (BTHG)**, das 2017 in Kraft getreten ist, stellt einen wichtigen Meilenstein für die Rechte von Menschen mit Behinderungen dar. Es soll die Selbstbestimmung und Teilhabe von Menschen mit Behinderungen fördern und ihnen ein unabhängiges Leben ermöglichen. Das BTHG hat die Eingliederungshilfe reformiert und zielt darauf ab, die Unterstützungsleistungen personenzentrierter zu gestalten, das heißt, die Unterstützung wird stärker an den individuellen Bedürfnissen der betroffenen Person ausgerichtet.

Unterstützung durch finanzielle Leistungen

Ein wichtiger Bestandteil der Unterstützung von Menschen mit Autismus sind die **finanziellen Leistungen**, die ihnen und ihren Familien zur Verfügung stehen. Dazu gehören unter anderem das **Pflegegeld**, die **Eingliederungshilfe** und das **Kindergeld**. Diese Leistungen sollen dazu beitragen, die Kosten, die durch die Behinderung entstehen, zu decken und den Betroffenen ein selbstbestimmtes Leben zu ermöglichen.

Das **Pflegegeld** ist eine finanzielle Unterstützung, die Menschen mit einem anerkannten Pflegegrad erhalten. Viele Menschen mit Autismus, insbesondere solche mit einem höheren Unterstützungsbedarf, haben Anspruch auf Pflegegeld, das dazu verwendet werden kann, um pflegerische Leistungen in Anspruch zu nehmen oder um die Angehörigen zu unterstützen, die die Pflege übernehmen.

Die **Eingliederungshilfe** bietet finanzielle Unterstützung für Maßnahmen, die die Teilhabe am gesellschaftlichen Leben fördern. Dazu gehören zum Beispiel Hilfen zur Schulbildung, zur beruflichen Ausbildung oder zur Teilnahme an Freizeitaktivitäten. Die Eingliederungshilfe ist ein wichtiger Bestandteil der Unterstützungsleistungen für Menschen mit Autismus und trägt dazu bei, ihre Lebensqualität zu verbessern.

Das **Kindergeld** wird an Eltern gezahlt, um die Kosten für die Erziehung und Betreuung ihrer Kinder zu unterstützen. Eltern von Kindern mit Autismus haben in der Regel Anspruch auf Kindergeld, und unter bestimmten Voraussetzungen kann das Kindergeld auch über das 18. Lebensjahr hinaus gezahlt werden, wenn das Kind aufgrund seiner Behinderung nicht in der

Lage ist, seinen Lebensunterhalt selbst zu bestreiten.

Bildungspolitische Maßnahmen und Inklusion

Die **Bildungspolitik** spielt eine zentrale Rolle für die Inklusion von Menschen mit Autismus. Die **UN-Behindertenrechtskonvention (UN-BRK)**, die von Deutschland 2009 ratifiziert wurde, verpflichtet die Mitgliedsstaaten, ein inklusives Bildungssystem zu schaffen, das den Bedürfnissen aller Menschen gerecht wird. In Deutschland gibt es jedoch noch immer große Unterschiede in der Umsetzung der inklusiven Bildung, und viele Kinder und Jugendliche mit Autismus stoßen auf Barrieren im Bildungssystem.

In einigen Bundesländern gibt es inzwischen **inklusive Schulen**, die Kinder mit und ohne Behinderung gemeinsam unterrichten. Diese Schulen bieten spezielle Fördermaßnahmen an, um den individuellen Bedürfnissen der Schüler gerecht zu werden, und arbeiten eng mit Sonderpädagogen zusammen. Dennoch gibt es noch viele Schulen, die nicht ausreichend auf die Bedürfnisse von Schülern mit Autismus eingestellt sind, was zu Problemen bei der schulischen Integration führen kann.

Die **frühkindliche Förderung** ist ein weiterer wichtiger Aspekt der Bildungspolitik. Frühzeitige Interventionen, wie zum Beispiel Frühförderung und spezielle Therapieangebote, können dazu beitragen, die Entwicklung von Kindern mit Autismus positiv zu beeinflussen und ihnen den Einstieg in das Bildungssystem zu erleichtern. Die Bildungspolitik sollte daher verstärkt darauf abzielen, den Zugang zu frühkindlichen Förderangeboten zu verbessern und sicherzustellen, dass alle Kinder mit Autismus die Unterstützung erhalten, die sie benötigen.

Arbeitsmarktpolitik und berufliche Teilhabe

Auch die **Arbeitsmarktpolitik** spielt eine wichtige Rolle für die Inklusion von Menschen mit Autismus. Das **SGB IX** regelt die berufliche Teilhabe von Menschen mit Behinderungen und sieht verschiedene Maßnahmen vor, um ihre Eingliederung in den Arbeitsmarkt zu fördern. Dazu gehören unter anderem **Maßnahmen zur beruflichen Rehabilitation**, **Integrationsprojekte** sowie finanzielle Anreize für Arbeitgeber, die Menschen mit Behinderungen einstellen.

Integrationsfachdienste unterstützen Menschen mit Autismus bei der Suche nach einem Arbeitsplatz und begleiten sie während der

Einarbeitungsphase. Sie bieten Beratung für Arbeitgeber an und helfen dabei, Arbeitsplätze an die Bedürfnisse der Betroffenen anzupassen. Integrationsfachdienste sind eine wichtige Schnittstelle zwischen Menschen mit Autismus und Arbeitgebern und tragen dazu bei, die berufliche Teilhabe zu fördern.

Ein weiteres wichtiges Instrument der Arbeitsmarktpolitik sind die **Werkstätten für behinderte Menschen (WfbM)**. Werkstätten bieten Menschen mit Autismus, die auf dem allgemeinen Arbeitsmarkt keine Beschäftigung finden, die Möglichkeit, einer sinnvollen Tätigkeit nachzugehen und am Arbeitsleben teilzuhaben. Allerdings ist der Übergang von der Werkstatt auf den allgemeinen Arbeitsmarkt für viele Menschen mit Autismus schwierig. Die Politik sollte daher verstärkt Maßnahmen fördern, die den Übergang erleichtern und die beruflichen Perspektiven für Menschen mit Autismus verbessern.

Herausforderungen und Handlungsbedarf in der Politik

Trotz der bestehenden Gesetze und Unterstützungsangebote gibt es noch immer viele **Herausforderungen**, die die Inklusion von Menschen mit Autismus erschweren. Viele

Betroffene und ihre Familien berichten von Schwierigkeiten bei der Beantragung von Leistungen, langen Wartezeiten und einer mangelnden Vernetzung der verschiedenen Unterstützungsangebote. Auch die **Barrierefreiheit** ist in vielen Bereichen des öffentlichen Lebens noch nicht ausreichend gewährleistet, insbesondere in Bezug auf die **barrierefreie Kommunikation**.

Ein weiterer wichtiger Handlungsbedarf besteht im Bereich der **Sensibilisierung und Aufklärung**. Viele Menschen wissen nur wenig über Autismus und haben Vorurteile, die die Inklusion erschweren. Die Politik sollte daher verstärkt Maßnahmen fördern, die das Bewusstsein für die Bedürfnisse von Menschen mit Autismus schärfen und Vorurteile abbauen. Dazu gehören zum Beispiel **Aufklärungskampagnen**, **Sensibilisierungsschulungen** für öffentliche Stellen und Arbeitgeber sowie die Förderung von **Forschung** im Bereich Autismus, um ein besseres Verständnis für die Bedürfnisse der Betroffenen zu entwickeln.

Auch die **Vernetzung der Unterstützungsangebote** sollte verbessert werden. Viele Menschen mit Autismus und ihre Familien fühlen sich im Dschungel der verschiedenen Leistungen und Zuständigkeiten allein gelassen. Eine bessere

Zusammenarbeit zwischen den verschiedenen Akteuren, wie zum Beispiel den Sozialämtern, den Schulen, den Ärzten und den Therapeuten, könnte dazu beitragen, die Unterstützung effektiver zu gestalten und die Lebensqualität der Betroffenen zu verbessern.

Fazit

Die Politik und Gesetzgebung spielen eine zentrale Rolle bei der Unterstützung und Inklusion von Menschen mit Autismus. Durch Gesetze wie das Bundesteilhabegesetz, das Behindertengleichstellungsgesetz und das Sozialgesetzbuch wurden wichtige Grundlagen für die Teilhabe von Menschen mit Autismus geschaffen. Dennoch gibt es noch viele Herausforderungen, die bewältigt werden müssen, um eine vollständige Inklusion zu erreichen.

Die Politik sollte verstärkt darauf hinarbeiten, die bestehenden Barrieren abzubauen, die Unterstützungsangebote besser zu vernetzen und die Sensibilisierung für die Bedürfnisse von Menschen mit Autismus zu fördern. Nur durch eine enge Zusammenarbeit zwischen Politik, Gesellschaft und den Betroffenen selbst kann es gelingen, die Lebensqualität von Menschen mit Autismus nachhaltig zu verbessern und ihre vollständige Teilhabe am gesellschaftlichen Leben zu gewährleisten.

Kapitel 18: Forschung und Entwicklung im Bereich Autismus

Die wissenschaftliche **Forschung** und die Weiterentwicklung der Unterstützungsmöglichkeiten spielen eine zentrale Rolle, um das Verständnis für Autismus zu verbessern und Menschen mit Autismus sowie deren Familien besser zu unterstützen. In diesem Kapitel werfen wir einen Blick auf die aktuellen Entwicklungen in der Autismusforschung, neue Erkenntnisse und die Bedeutung der Forschung für die Lebensqualität von Menschen mit Autismus.

Historische Entwicklung der Autismusforschung

Die Forschung im Bereich Autismus hat eine lange und teilweise schwierige Geschichte. Die ersten wissenschaftlichen Beschreibungen von Autismus stammen aus den **1940er Jahren**, als der österreichische Kinderpsychiater **Hans Asperger** und der US-amerikanische Psychiater **Leo Kanner** erstmals autistische Verhaltensweisen bei Kindern beschrieben. Während Kanner den Begriff "frühkindlicher Autismus" prägte, konzentrierte sich

Asperger auf Kinder, die ähnliche Verhaltensweisen aufwiesen, aber über eine bessere Sprachentwicklung verfügten. Diese Unterscheidung führte später zur Definition des **Asperger-Syndroms**.

In den folgenden Jahrzehnten wurden Menschen mit Autismus oft stigmatisiert, und es gab viele Missverständnisse über die Ursachen und Behandlungsmöglichkeiten. Erst ab den **1980er Jahren** begann die Autismusforschung, größere Fortschritte zu machen, insbesondere durch die Einführung moderner diagnostischer Kriterien und die zunehmende Bedeutung der **Verhaltenstherapie** als Unterstützungsmaßnahme. In den letzten Jahrzehnten hat sich das Verständnis von Autismus erheblich erweitert, und es werden immer mehr Aspekte des Autismus-Spektrums und der individuellen Unterschiede zwischen betroffenen Personen berücksichtigt.

Aktuelle Schwerpunkte der Autismusforschung

Die moderne Autismusforschung beschäftigt sich mit einer Vielzahl von Themen, die das Ziel haben, die Lebensqualität von Menschen mit Autismus zu verbessern und ihr Verständnis für die eigenen Bedürfnisse zu fördern. Zu den **aktuellen Schwerpunkten** der Autismusforschung gehören unter anderem die Untersuchung der **Ursachen von Autismus**, die **Entwicklung neuer diagnostischer Verfahren** sowie die **Erforschung wirksamer Unterstützungs- und Therapiemethoden**.

Genetische und Umweltfaktoren

Die Frage nach den **Ursachen von Autismus** steht im Zentrum der wissenschaftlichen Forschung. Es ist inzwischen bekannt, dass sowohl **genetische** als auch **Umweltfaktoren** eine Rolle bei der Entstehung von Autismus spielen. Viele Studien haben gezeigt, dass Autismus stark genetisch bedingt ist, wobei verschiedene Gene zur Entwicklung autistischer Merkmale beitragen. Es handelt sich dabei jedoch nicht um ein einzelnes "Autismus-Gen", sondern um eine Vielzahl genetischer Varianten, die das Risiko für Autismus erhöhen können.

Auch **Umweltfaktoren** scheinen einen Einfluss auf die Entwicklung von Autismus zu haben, insbesondere während der Schwangerschaft. Zu den potenziellen Umweltfaktoren gehören zum Beispiel **Infektionen während der Schwangerschaft**, **Frühgeburt** und **externer Stress**. Die Forschung zu den genauen Zusammenhängen zwischen genetischen und

Umweltfaktoren steht jedoch noch am Anfang, und es sind weitere Untersuchungen erforderlich, um das Zusammenspiel dieser Faktoren besser zu verstehen.

Neurowissenschaftliche Forschung

Die **neurowissenschaftliche Forschung** hat in den letzten Jahren bedeutende Fortschritte gemacht, um das Verständnis der neurologischen Grundlagen von Autismus zu erweitern. Bildgebende Verfahren wie die **Magnetresonanztomographie (MRT)** und die **funktionelle Magnetresonanztomographie (fMRT)** haben gezeigt, dass bei Menschen mit Autismus bestimmte Bereiche des Gehirns anders entwickelt sind oder anders funktionieren als bei neurotypischen Menschen. Insbesondere die Bereiche des Gehirns, die für **soziale Interaktionen** und die **Verarbeitung von Sinneseindrücken** zuständig sind, weisen oft Unterschiede auf.

Die neurowissenschaftliche Forschung hat auch dazu beigetragen, das Konzept der **neuronalen Vernetzung** besser zu verstehen. Bei Menschen mit Autismus scheinen bestimmte neuronale Verbindungen entweder übermäßig stark oder zu schwach ausgeprägt zu sein, was die Verarbeitung von Informationen erschweren kann. Diese Erkenntnisse könnten in Zukunft dazu beitragen, neue Ansätze zur Förderung der neurologischen Entwicklung bei Menschen mit Autismus zu entwickeln.

Diagnostik und Frühintervention

Die **Frühdiagnostik** ist ein weiterer wichtiger Schwerpunkt der aktuellen Autismusforschung. Je früher Autismus diagnostiziert wird, desto besser können geeignete Maßnahmen ergriffen werden, um die Entwicklung der betroffenen Kinder zu fördern. Moderne diagnostische Verfahren, wie zum Beispiel **standardisierte Verhaltensbeobachtungen** und **Fragebögen**, ermöglichen es, autistische Merkmale bereits im Kleinkindalter zu erkennen. Die Forschung konzentriert sich darauf, diese Verfahren weiter zu verbessern und neue Methoden zu entwickeln, die eine noch frühere und genauere Diagnose ermöglichen.

Ein wichtiger Aspekt der Frühintervention ist die **Verhaltenstherapie**, die darauf abzielt, soziale und kommunikative Fähigkeiten zu fördern und problematisches Verhalten zu reduzieren. Die Forschung hat gezeigt, dass Frühinterventionen besonders wirksam sind, wenn sie auf die individuellen Bedürfnisse des Kindes abgestimmt sind und in einem **spielerischen Kontext** durchgeführt werden. Neue Ansätze, wie zum Beispiel die **Spieltherapie** oder **tiergestützte Therapie**, zeigen vielversprechende Ergebnisse und werden daher zunehmend in die Frühförderung einbezogen.

Technologische Innovationen in der Unterstützung von Menschen mit Autismus

Die rasante Entwicklung der **Technologie** hat auch im Bereich der Unterstützung von Menschen mit Autismus zu bedeutenden Fortschritten geführt. **Assistive Technologien**, wie zum Beispiel Apps zur Unterstützung der Kommunikation oder Virtual-Reality-Programme, werden immer häufiger eingesetzt, um Menschen mit Autismus im Alltag zu unterstützen.

Kommunikations-Apps sind besonders hilfreich für Menschen, die Schwierigkeiten mit der verbalen Kommunikation haben. Diese Apps ermöglichen es ihnen, durch Symbole, Bilder oder Text mit ihrer Umwelt zu kommunizieren. Für viele Menschen mit Autismus bedeutet dies eine enorme Verbesserung ihrer Lebensqualität, da sie dadurch besser in der Lage sind, ihre Bedürfnisse und Wünsche auszudrücken.

Auch **Virtual-Reality (VR)** wird zunehmend in der Autismusforschung eingesetzt, um soziale Fähigkeiten zu trainieren. VR ermöglicht es Menschen mit Autismus, verschiedene soziale Situationen in einem geschützten Umfeld zu üben, ohne den Stress, der mit realen sozialen Interaktionen verbunden ist. Erste Studien zeigen, dass VR eine vielversprechende Möglichkeit sein kann, soziale Fertigkeiten zu verbessern und die Teilhabe am gesellschaftlichen Leben zu fördern.

Bedeutung der partizipativen Forschung

Ein zunehmend wichtiger Ansatz in der Autismusforschung ist die **partizipative Forschung**, bei der Menschen mit Autismus aktiv in den Forschungsprozess einbezogen werden. Dieser Ansatz trägt dazu bei, sicherzustellen, dass die Forschung die tatsächlichen Bedürfnisse der Betroffenen berücksichtigt und dass die gewonnenen Erkenntnisse direkt in den Alltag der Betroffenen einfließen können.

Menschen mit Autismus und ihre Angehörigen haben ein tiefes Verständnis für die Herausforderungen und Bedürfnisse, die mit Autismus verbunden sind. Durch ihre Einbeziehung in die Forschung können wichtige Impulse gegeben werden, die dazu beitragen, die Relevanz und

Praxisnähe der Forschung zu erhöhen. Die partizipative Forschung fördert auch das **Empowerment** der Betroffenen, da sie aktiv an der Entwicklung von Lösungen mitwirken können, die ihre Lebensqualität verbessern.

Herausforderungen und zukünftige Entwicklungen

Trotz der bedeutenden Fortschritte, die in den letzten Jahren in der Autismusforschung erzielt wurden, gibt es noch immer viele **Herausforderungen**, die bewältigt werden müssen. Eine der größten Herausforderungen besteht darin, die große **Heterogenität** des Autismus-Spektrums zu berücksichtigen. Menschen mit Autismus sind sehr unterschiedlich, und es gibt keine "Einheitslösung" für ihre Unterstützung. Die Forschung muss daher stärker darauf abzielen, individuelle Unterschiede zu berücksichtigen und maßgeschneiderte Unterstützungsansätze zu entwickeln.

Ein weiterer wichtiger Bereich für zukünftige Forschungen ist die **Untersuchung der Lebensqualität** von Menschen mit Autismus im Erwachsenenalter. Während sich die Forschung bisher vor allem auf Kinder und Jugendliche konzentriert hat, gibt es vergleichsweise wenig

Wissen darüber, wie Menschen mit Autismus im Erwachsenenalter unterstützt werden können. Themen wie **Wohnen**, **Partnerschaft** und **Beruf** sollten daher stärker in den Fokus der Forschung rücken.

Auch die **Langzeitwirkung von Therapien** ist ein wichtiges Forschungsfeld. Viele der bestehenden Studien konzentrieren sich auf die kurzfristigen Effekte von Therapien, während die langfristigen Auswirkungen oft weniger gut untersucht sind. Zukünftige Studien sollten daher verstärkt die Nachhaltigkeit der verschiedenen Unterstützungs-maßnahmen in den Blick nehmen und untersuchen, wie die erzielten Fortschritte langfristig erhalten werden können.

Fazit

Die Forschung im Bereich Autismus hat in den letzten Jahrzehnten erhebliche Fortschritte gemacht und trägt wesentlich dazu bei, das Verständnis für Autismus zu verbessern und die Lebensqualität der Betroffenen zu erhöhen. Aktuelle Forschungsschwerpunkte wie die Untersuchung der genetischen und neurologischen Grundlagen, die Entwicklung neuer diagnostischer Verfahren und die Förderung technologischer

Innovationen bieten vielversprechende Ansätze, um Menschen mit Autismus besser zu unterstützen.

Es ist jedoch wichtig, dass die Forschung weiterhin die Heterogenität des Autismus-Spektrums berücksichtigt und maßgeschneiderte Unterstützungsansätze entwickelt. Die Einbeziehung von Menschen mit Autismus in den Forschungsprozess ist ein wichtiger Schritt, um sicherzustellen, dass die Forschung die tatsächlichen Bedürfnisse der Betroffenen berücksichtigt und ihre Lebensqualität nachhaltig verbessert.

Kapitel 19: Gesellschaftliche Akzeptanz von Menschen mit Autismus

Die **gesellschaftliche Akzeptanz** von Menschen mit Autismus spielt eine entscheidende Rolle für ihre Lebensqualität und ihre Möglichkeiten zur Teilhabe am gesellschaftlichen Leben. Trotz zunehmender Aufklärung und einer wachsenden Sensibilisierung für die Bedürfnisse von Menschen mit Autismus gibt es in vielen Bereichen noch große Herausforderungen. In diesem Kapitel betrachten wir die aktuellen gesellschaftlichen Einstellungen gegenüber Autismus, die bestehenden Vorurteile und wie diese durch Aufklärung, Bildung und ein offenes Miteinander abgebaut werden können.

Vorurteile und Stigmatisierung

Menschen mit Autismus sind immer noch häufig mit **Vorurteilen** und **Stigmatisierungen** konfrontiert. Viele Menschen wissen wenig über Autismus und haben falsche Vorstellungen darüber, was es bedeutet, autistisch zu sein. Dies führt oft zu Missverständnissen und einem mangelnden Verständnis für die Bedürfnisse der Betroffenen. Beispielsweise wird Autismus häufig nur mit der Unfähigkeit zur sozialen Interaktion in Verbindung gebracht, während die Vielfalt und die individuellen Stärken von Menschen mit Autismus kaum beachtet werden.

Ein weiteres weit verbreitetes Vorurteil ist, dass Menschen mit Autismus keine **Empathie** empfinden könnten. Dieses Missverständnis kann dazu führen, dass Menschen mit Autismus ausgegrenzt werden und Schwierigkeiten haben, Beziehungen aufzubauen. Dabei zeigen Studien, dass Menschen mit Autismus sehr wohl empathische Fähigkeiten haben, diese jedoch oft anders ausdrücken und nicht immer die sozialen Signale anderer intuitiv verstehen können.

Diese Vorurteile und Stigmatisierungen haben erhebliche Auswirkungen auf die Lebensqualität von Menschen mit Autismus. Sie können dazu führen, dass Menschen mit Autismus sich zurückziehen, weil sie sich unverstanden fühlen, oder dass sie weniger Zugang zu Bildung, Arbeit und sozialen Aktivitäten haben. Die **gesellschaftliche Isolation**, die durch Stigmatisierung entstehen kann, wirkt sich nicht nur auf die betroffene Person, sondern auch auf deren Familienangehörige aus.

Aufklärung und Sensibilisierung

Um die **gesellschaftliche Akzeptanz** von Menschen mit Autismus zu verbessern, ist eine umfassende **Aufklärung** notwendig. Viele der bestehenden Vorurteile und Missverständnisse beruhen auf mangelndem Wissen über Autismus. Aufklärungskampagnen, die über die verschiedenen Facetten des Autismus-Spektrums informieren und die individuellen Fähigkeiten und Stärken von Menschen mit Autismus betonen, können dazu beitragen, Vorurteile abzubauen und Verständnis zu schaffen.

Schulungen und **Sensibilisierungsprogramme** für verschiedene gesellschaftliche Gruppen – zum Beispiel Lehrkräfte, Arbeitgeber, medizinisches Personal und öffentliche Dienstleister – können ebenfalls dazu beitragen, die Akzeptanz von Menschen mit Autismus zu erhöhen. Wenn

Menschen besser verstehen, was Autismus ist und wie sie mit autistischen Personen kommunizieren und interagieren können, wird es wahrscheinlicher, dass Menschen mit Autismus in die Gesellschaft integriert werden und weniger Diskriminierung erleben.

Auch die **Medien** spielen eine wichtige Rolle bei der Aufklärung und Sensibilisierung. Eine realistische und vielfältige Darstellung von Menschen mit Autismus in Filmen, Serien und Nachrichten kann dazu beitragen, stereotype Vorstellungen zu hinterfragen und ein differenziertes Bild von Autismus zu vermitteln. Es ist wichtig, dass Menschen mit Autismus nicht nur als "außergewöhnliche Genies" oder "schwierige Personen" dargestellt werden, sondern als Individuen mit vielfältigen Fähigkeiten und Herausforderungen.

Bildung und Inklusion als Schlüssel zur Akzeptanz

Ein wichtiger Faktor für die gesellschaftliche Akzeptanz von Menschen mit Autismus ist die **Bildung**. Inklusive Bildungsangebote, bei denen Kinder mit und ohne Autismus gemeinsam lernen, können dazu beitragen, Vorurteile frühzeitig abzubauen und Verständnis und Respekt für

Unterschiede zu fördern. Kinder, die früh lernen, dass es normal ist, dass Menschen unterschiedlich sind und unterschiedliche Bedürfnisse haben, entwickeln in der Regel ein größeres Maß an Empathie und Akzeptanz.

In vielen Schulen gibt es jedoch noch erhebliche **Barrieren**, die einer erfolgreichen Inklusion von Kindern mit Autismus im Wege stehen. Dazu gehören zum Beispiel Lehrkräfte, die nicht ausreichend auf den Umgang mit Autismus vorbereitet sind, oder ein Mangel an spezialisierten Unterstützungsangeboten. Die Bildungspolitik sollte daher verstärkt darauf abzielen, inklusive Bildung zu fördern und Lehrkräfte entsprechend zu schulen. Wenn Schulen ein Umfeld bieten, in dem alle Kinder – unabhängig von ihren Fähigkeiten oder Bedürfnissen – wertgeschätzt werden, trägt dies langfristig zur gesellschaftlichen Akzeptanz bei.

Arbeitsplatz und berufliche Teilhabe

Auch die **berufliche Teilhabe** spielt eine wichtige Rolle für die gesellschaftliche Akzeptanz von Menschen mit Autismus. Ein Arbeitsplatz ist nicht nur eine Möglichkeit, den Lebensunterhalt zu sichern, sondern auch eine wichtige Quelle für soziale Interaktion und Teilhabe. Menschen mit Autismus haben oft besondere Stärken, wie zum

Beispiel eine hohe Detailgenauigkeit, ein gutes Gedächtnis oder eine große Ausdauer bei der Bearbeitung von Aufgaben. Diese Fähigkeiten sind für viele Tätigkeiten wertvoll, und Unternehmen, die Menschen mit Autismus beschäftigen, profitieren von deren besonderen Talenten.

Leider stoßen Menschen mit Autismus immer noch auf **Hürden** bei der Arbeitssuche. Arbeitgeber sind oft unsicher, wie sie Menschen mit Autismus unterstützen können, oder haben Vorbehalte aufgrund falscher Annahmen über deren Leistungsfähigkeit. **Aufklärungsarbeit** und **Unterstützungsprogramme** für Arbeitgeber, wie zum Beispiel Schulungen und Beratung durch Integrationsfachdienste, können dazu beitragen, diese Hürden zu überwinden und die berufliche Teilhabe von Menschen mit Autismus zu fördern. Es ist wichtig, dass Arbeitgeber erkennen, dass Vielfalt – auch neurodiversität – ein Gewinn für das Unternehmen sein kann.

Vorbilder und positive Beispiele

Vorbilder können eine wichtige Rolle bei der Förderung der gesellschaftlichen Akzeptanz von Menschen mit Autismus spielen. Wenn Menschen mit Autismus in der Öffentlichkeit sichtbar sind und ihre Geschichten erzählen, trägt dies dazu bei, das

Verständnis für Autismus zu fördern und Vorurteile abzubauen. Prominente Personen mit Autismus, die offen über ihre Erfahrungen sprechen, können anderen Betroffenen Mut machen und zeigen, dass ein erfülltes und erfolgreiches Leben mit Autismus möglich ist.

Auch **positive Beispiele** aus dem Alltag – zum Beispiel inklusive Schulen, erfolgreiche berufliche Inklusion oder Projekte, bei denen Menschen mit und ohne Autismus gemeinsam arbeiten – können dazu beitragen, die gesellschaftliche Akzeptanz zu fördern. Solche Beispiele zeigen, dass Inklusion nicht nur möglich ist, sondern auch für alle Beteiligten bereichernd sein kann.

Gesellschaftliche Verantwortung und Empathie

Die gesellschaftliche Akzeptanz von Menschen mit Autismus erfordert auch eine Veränderung in der **gesellschaftlichen Verantwortung**. Alle Mitglieder der Gesellschaft sind gefordert, dazu beizutragen, dass Menschen mit Autismus nicht ausgegrenzt werden, sondern als gleichwertige Mitglieder der Gemeinschaft anerkannt werden. Dies bedeutet, dass wir uns alle bemühen sollten, **Empathie** zu zeigen und Vorurteile zu hinterfragen.

Empathie bedeutet, sich in die Situation eines anderen Menschen hineinzuversetzen und seine Perspektive zu verstehen. Für Menschen mit Autismus kann es oft schwierig sein, ihre Bedürfnisse und Gefühle so auszudrücken, dass andere sie verstehen. Daher ist es umso wichtiger, dass wir geduldig sind, nachfragen und bereit sind, zuzuhören. Eine Gesellschaft, die Empathie als wichtigen Wert versteht, wird eher in der Lage sein, Menschen mit Autismus zu akzeptieren und ihnen die Unterstützung zu bieten, die sie benötigen.

Fazit

Die gesellschaftliche Akzeptanz von Menschen mit Autismus ist ein entscheidender Faktor für ihre Lebensqualität und ihre Möglichkeiten zur Teilhabe am gesellschaftlichen Leben. Vorurteile und Stigmatisierungen sind nach wie vor weit verbreitet, doch durch gezielte Aufklärung, Bildung und Sensibilisierung können diese abgebaut werden. Inklusive Bildungsangebote, berufliche Teilhabe, Vorbilder und positive Beispiele aus dem Alltag spielen eine wichtige Rolle, um das Verständnis für Autismus zu fördern und eine inklusive Gesellschaft zu schaffen.

Jeder Einzelne ist gefragt, Empathie zu zeigen und sich für die Akzeptanz von Menschen mit Autismus einzusetzen. Nur so kann es gelingen, eine Gesellschaft zu schaffen, in der Menschen mit Autismus als gleichwertige Mitglieder angesehen werden und ihre individuellen Fähigkeiten und Stärken anerkannt und geschätzt werden.

Kapitel 20: Zukunftsperspektiven für Menschen mit Autismus

Die Zukunftsperspektiven für Menschen mit Autismus hängen stark von den Fortschritten in den Bereichen **Inklusion**, **Forschung**, **Gesetzgebung** und der allgemeinen gesellschaftlichen **Akzeptanz** ab. In diesem abschließenden Kapitel werfen wir einen Blick auf mögliche Entwicklungen, Chancen und Herausforderungen, die Menschen mit Autismus in den kommenden Jahren betreffen könnten, sowie auf die Vision einer Gesellschaft, in der Menschen mit Autismus gleichberechtigt und respektiert leben können.

Vision einer inklusiven Gesellschaft

Eine **inklusive Gesellschaft** zeichnet sich dadurch aus, dass jeder Mensch, unabhängig von seinen Fähigkeiten oder Bedürfnissen, die Möglichkeit hat, voll und ganz am gesellschaftlichen Leben teilzunehmen. Für Menschen mit Autismus bedeutet dies eine Gesellschaft, die Unterschiede nicht nur akzeptiert, sondern wertschätzt und als Bereicherung betrachtet. Diese Vision beinhaltet, dass Menschen mit Autismus Zugang zu den gleichen Chancen und Möglichkeiten haben wie alle anderen – sei es in der Bildung, im Arbeitsleben oder in sozialen Bereichen.

In der Zukunft könnte eine stärkere Sensibilisierung und Aufklärung über **Neurodiversität** dazu führen, dass Menschen mit Autismus in allen Lebensbereichen mehr Akzeptanz erfahren. Der Begriff Neurodiversität betont, dass neurologische Unterschiede – einschließlich Autismus – als Teil der menschlichen Vielfalt verstanden werden sollten. Eine solche Perspektive könnte dazu beitragen, dass Menschen mit Autismus nicht mehr nur aufgrund ihrer Defizite betrachtet werden, sondern auch ihre einzigartigen Stärken und Fähigkeiten Anerkennung finden.

Technologische Fortschritte und Unterstützung

Die rasante Entwicklung der **Technologie** bietet große Chancen für Menschen mit Autismus. In den kommenden Jahren könnten neue Technologien, wie zum Beispiel **Künstliche Intelligenz (KI)** und **Augmented Reality (AR)**, dazu beitragen, die Unterstützung von Menschen mit Autismus weiter zu verbessern. KI könnte beispielsweise in der Frühdiagnostik eingesetzt werden, um autistische Merkmale frühzeitig zu erkennen und individuelle Unterstützungsmaßnahmen zu entwickeln. **Augmented Reality** könnte dazu genutzt werden, soziale Situationen zu simulieren und so Menschen mit Autismus dabei zu helfen, soziale Fähigkeiten zu trainieren und ihre Selbstständigkeit zu fördern.

Auch im Bereich der **Assistiven Technologien** sind weitere Fortschritte zu erwarten. Kommunikations-Apps, die speziell für Menschen mit Autismus entwickelt wurden, könnten weiter verbessert und an die individuellen Bedürfnisse der Nutzer angepasst werden. Technologien, die es ermöglichen, die sensorische Umgebung zu kontrollieren – wie zum Beispiel Apps zur Regulierung von Licht und Geräuschen – könnten dazu beitragen, dass Menschen mit Autismus besser mit sensorischen Überlastungen umgehen können und so ihre Lebensqualität gesteigert wird.

Verbesserung der Bildungs- und Arbeitsmöglichkeiten

Ein entscheidender Faktor für die Zukunftsperspektiven von Menschen mit Autismus sind die **Bildungs- und Arbeitsmöglichkeiten**. In den kommenden Jahren sollte die Bildungspolitik verstärkt darauf abzielen, inklusive Bildungsangebote zu schaffen, in denen Kinder und Jugendliche mit Autismus bestmöglich gefördert werden. Dazu gehört auch, dass Lehrkräfte besser auf den Umgang mit autistischen Schülern vorbereitet werden und dass spezialisierte Unterstützungsangebote in Schulen vorhanden sind.

Auch die **berufliche Teilhabe** von Menschen mit Autismus sollte weiter verbessert werden. Es gibt bereits viele positive Beispiele von Unternehmen, die Menschen mit Autismus erfolgreich beschäftigen und von ihren besonderen Fähigkeiten profitieren. In der Zukunft könnten Programme zur Unterstützung der beruflichen Integration weiter ausgebaut und Unternehmen verstärkt für die Vorteile von **neurodiversität** am Arbeitsplatz sensibilisiert werden. Dies könnte dazu führen, dass Menschen mit Autismus leichter Zugang zu einem erfüllenden Berufsleben erhalten und ihre Stärken im Arbeitsalltag einbringen können.

Sozialunternehmen und **Integrationsprojekte** könnten in der Zukunft eine noch größere Rolle bei der beruflichen Teilhabe von Menschen mit Autismus spielen. Diese Initiativen bieten nicht nur Arbeitsplätze, sondern auch eine unterstützende

Umgebung, in der Menschen mit Autismus ihre Fähigkeiten weiterentwickeln können. Solche Projekte könnten in Zukunft weiter gefördert werden, um mehr Menschen mit Autismus den Zugang zum Arbeitsmarkt zu ermöglichen.

Fortschritte in der Forschung

Die **Autismusforschung** hat in den letzten Jahren große Fortschritte gemacht, und es ist zu erwarten, dass diese Entwicklung weiter voranschreitet. Ein wichtiger Schwerpunkt der zukünftigen Forschung könnte die **Untersuchung der Lebensqualität** von Menschen mit Autismus im Erwachsenenalter sein. Während sich die Forschung bisher vor allem auf Kinder und Jugendliche konzentriert hat, besteht ein großer Bedarf an Wissen darüber, wie Menschen mit Autismus im Erwachsenenalter unterstützt werden können – sei es im Bereich Wohnen, Arbeit oder soziale Teilhabe.

Auch die **Ursachenforschung** wird weiterhin eine wichtige Rolle spielen. Durch die Untersuchung der genetischen und umweltbedingten Faktoren, die zur Entstehung von Autismus beitragen, könnten in der Zukunft neue Möglichkeiten zur Prävention und Früherkennung entwickelt werden. Darüber hinaus könnte die Forschung zur **neuronalen Plastizität** dazu beitragen, neue therapeutische Ansätze zu entwickeln, die es Menschen mit Autismus ermöglichen, ihre Fähigkeiten weiter zu verbessern und besser mit den Herausforderungen des Alltags umzugehen.

Politische Maßnahmen und gesellschaftliche Unterstützung

Die **Politik** wird eine entscheidende Rolle dabei spielen, die Zukunftsperspektiven von Menschen mit Autismus zu verbessern. Gesetze wie das **Bundesteilhabegesetz** und das **Behinderten-gleichstellungsgesetz** haben wichtige Grundlagen für die Teilhabe von Menschen mit Autismus geschaffen, doch es gibt weiterhin Handlungsbedarf. In der Zukunft sollten politische Maßnahmen darauf abzielen, die **Barrierefreiheit** weiter zu verbessern, die **Vernetzung der Unterstützungsangebote** zu fördern und sicherzustellen, dass Menschen mit Autismus die Unterstützung erhalten, die sie benötigen.

Finanzielle Unterstützungsleistungen, wie zum Beispiel Pflegegeld oder Eingliederungshilfe, sollten weiterentwickelt werden, um den individuellen Bedürfnissen von Menschen mit Autismus gerecht zu werden. Dabei sollte besonders darauf geachtet werden, dass die Beantragung von Leistungen unbürokratischer gestaltet wird, damit die

Betroffenen und ihre Familien die notwendige Unterstützung ohne unnötige Hürden erhalten können.

Selbstbestimmtes Leben und soziale Teilhabe

Ein wichtiger Aspekt der Zukunftsperspektiven von Menschen mit Autismus ist die Möglichkeit eines **selbstbestimmten Lebens**. In der Zukunft sollten Wohnangebote weiter ausgebaut werden, die es Menschen mit Autismus ermöglichen, so selbstständig wie möglich zu leben und gleichzeitig die notwendige Unterstützung zu erhalten. **Betreutes Wohnen** und **inklusive Wohnprojekte** könnten dazu beitragen, dass Menschen mit Autismus ein selbstbestimmtes Leben führen und gleichzeitig in eine Gemeinschaft eingebunden sind.

Auch die **soziale Teilhabe** spielt eine zentrale Rolle für die Lebensqualität von Menschen mit Autismus. In einer inklusiven Gesellschaft sollten Menschen mit Autismus die Möglichkeit haben, an kulturellen, sportlichen und gesellschaftlichen Aktivitäten teilzunehmen, ohne auf Barrieren zu stoßen. In der Zukunft könnten Programme zur Förderung der sozialen Teilhabe weiter ausgebaut und an die individuellen Bedürfnisse von Menschen mit

Autismus angepasst werden. Dazu gehören zum Beispiel Freizeitangebote, die speziell auf Menschen mit Autismus zugeschnitten sind, oder inklusive Veranstaltungen, bei denen Menschen mit und ohne Behinderungen gemeinsam aktiv sind.

Herausforderungen und offene Fragen

Trotz der vielen positiven Entwicklungen und Zukunftsperspektiven gibt es auch **Herausforderungen**, die bewältigt werden müssen. Eine der größten Herausforderungen besteht darin, die **Heterogenität** des Autismus-Spektrums zu berücksichtigen. Menschen mit Autismus sind sehr unterschiedlich, und es gibt keine universelle Lösung, die für alle passt. In der Zukunft wird es daher wichtig sein, individuelle Unterstützungsangebote zu entwickeln, die den jeweiligen Bedürfnissen der betroffenen Personen gerecht werden.

Auch die **gesellschaftliche Akzeptanz** ist nach wie vor eine Herausforderung. Obwohl es in den letzten Jahren Fortschritte gegeben hat, gibt es noch immer Vorurteile und Stigmatisierungen, die die Teilhabe von Menschen mit Autismus erschweren. In der Zukunft sollte daher weiter an der Aufklärung und Sensibilisierung gearbeitet werden, um eine Gesellschaft zu schaffen, in der Menschen mit

Autismus als gleichwertige Mitglieder anerkannt werden.

Fazit

Die Zukunftsperspektiven für Menschen mit Autismus sind eng mit den Fortschritten in den Bereichen Inklusion, Forschung, Technologie und gesellschaftliche Akzeptanz verknüpft. Durch technologische Innovationen, politische Maßnahmen, eine verbesserte Bildung und berufliche Teilhabe sowie eine stärkere Sensibilisierung der Gesellschaft könnten Menschen mit Autismus in der Zukunft mehr Möglichkeiten zur Teilhabe und ein erfülltes Leben erhalten.

Es liegt an uns allen, diese Vision einer inklusiven Gesellschaft zu verwirklichen, in der Menschen mit Autismus nicht nur akzeptiert, sondern auch in ihrer Einzigartigkeit geschätzt werden. Nur durch gemeinsames Engagement können wir sicherstellen, dass Menschen mit Autismus die Unterstützung und Anerkennung erhalten, die sie verdienen, und dass sie in der Gesellschaft ihren Platz finden, in dem sie sich wohl und wertgeschätzt fühlen.

Kapitel 21: Inselbegabungen und unterschiedliche Arten des Autismus

Autismus ist ein sehr breites Spektrum, das eine Vielzahl von unterschiedlichen **Ausprägungen** umfasst. Innerhalb dieses Spektrums gibt es Menschen, die über außergewöhnliche Fähigkeiten verfügen, die als **Inselbegabungen** oder Savant-Fähigkeiten bezeichnet werden. In diesem Kapitel werfen wir einen Blick auf die verschiedenen Formen des Autismus und die faszinierenden Inselbegabungen, die bei einigen Menschen mit Autismus auftreten können.

Verschiedene Arten des Autismus

Autismus wird oft als **Spektrum** betrachtet, weil die Ausprägungen und Symptome sehr unterschiedlich sein können. Menschen mit Autismus haben eine Vielzahl von Eigenschaften und Fähigkeiten, und es gibt keine zwei Menschen mit Autismus, die genau gleich sind. Es gibt jedoch einige häufig verwendete Begriffe, um unterschiedliche Formen des Autismus zu beschreiben:

1. **Frühkindlicher Autismus**
   (Kanner-Syndrom): Diese Form des Autismus wurde erstmals von **Leo Kanner** beschrieben und ist durch deutliche

Schwierigkeiten in der sozialen Interaktion, Kommunikation und ein wiederholendes, eingeschränktes Verhalten gekennzeichnet. Menschen mit frühkindlichem Autismus haben oft Schwierigkeiten, Blickkontakt zu halten, und zeigen möglicherweise wenig Interesse an anderen Menschen.

2. **Asperger-Syndrom**: Das **Asperger-Syndrom** wurde von **Hans Asperger** beschrieben und ist durch relativ gut entwickelte Sprachfähigkeiten, aber erhebliche Schwierigkeiten in der sozialen Interaktion gekennzeichnet. Menschen mit Asperger-Syndrom haben oft spezifische Interessen, in denen sie ein erstaunliches Detailwissen besitzen. Sie zeigen oft keine signifikanten Verzögerungen in der kognitiven Entwicklung, haben jedoch Schwierigkeiten, nonverbale soziale Signale zu deuten.

3. **Atypischer Autismus**: Der **atypische Autismus** unterscheidet sich vom frühkindlichen Autismus in Bezug auf das Alter des Auftretens oder die nicht vollständige Erfüllung aller Diagnosekriterien. Menschen mit atypischem Autismus zeigen ebenfalls Schwierigkeiten in den Bereichen Kommunikation und soziale

Interaktion, jedoch in einer anderen
Kombination oder Intensität.

4. **High-Functioning Autismus (HFA)**: Diese
Bezeichnung wird oft für Menschen
verwendet, die auf dem Autismus-Spektrum
liegen, aber keine signifikanten kognitiven
Beeinträchtigungen aufweisen. Menschen
mit **High-Functioning Autismus** können oft
ein relativ selbstständiges Leben führen,
haben jedoch weiterhin Schwierigkeiten mit
sozialer Kommunikation und sensorischen
Überempfindlichkeiten.

Inselbegabungen – Faszinierende Fähigkeiten

Eine der faszinierendsten Erscheinungen innerhalb
des Autismus-Spektrums sind die
Inselbegabungen (englisch: **Savant Syndrome**).
Menschen mit Inselbegabungen verfügen über
außergewöhnliche Fähigkeiten, die weit über das
hinausgehen, was die meisten Menschen erreichen
können. Diese Fähigkeiten sind oft in sehr
spezifischen Bereichen ausgeprägt und umfassen
unter anderem:

1. **Mathematische Fähigkeiten**: Einige
Menschen mit Autismus haben
außergewöhnliche mathematische

Fähigkeiten. Sie können komplexe Rechenaufgaben im Kopf lösen, große Primzahlen identifizieren oder mathematische Muster erkennen, die anderen verborgen bleiben.

2. **Musikalische Fähigkeiten**: Manche Menschen mit Autismus und Inselbegabungen haben ein unglaubliches musikalisches Talent. Sie können Instrumente spielen, ohne je Unterricht gehabt zu haben, oder Musikstücke nach einmaligem Hören exakt wiedergeben. Dieses Phänomen wird als **absolutes Gehör** bezeichnet, eine Fähigkeit, die in der allgemeinen Bevölkerung äußerst selten ist.

3. **Künstlerische Fähigkeiten**: Künstlerische Inselbegabungen sind ebenfalls verbreitet. Menschen mit Autismus können überdurchschnittlich detaillierte und realistische Zeichnungen anfertigen, manchmal sogar nach nur kurzem Betrachten des Motivs. Ihre Fähigkeit, sich visuelle Details zu merken und diese präzise wiederzugeben, ist bemerkenswert.

4. **Gedächtnisfähigkeiten**: Menschen mit Inselbegabungen haben oft ein erstaunliches **fotografisches Gedächtnis**. Sie können sich große Mengen an Informationen

merken, sei es in Form von Text, Zahlen oder Bildern. Manche Savants können ganze Bücher auswendig rezitieren oder komplexe historische Daten ohne Fehler wiedergeben.

Diese außergewöhnlichen Fähigkeiten stehen oft in starkem Kontrast zu den Schwierigkeiten, die Menschen mit Autismus in anderen Lebensbereichen haben. Inselbegabungen sind jedoch selten – es wird geschätzt, dass nur etwa **10% der Menschen mit Autismus** über solche außergewöhnlichen Fähigkeiten verfügen. Die Gründe für das Auftreten von Inselbegabungen sind noch nicht vollständig verstanden, doch es wird vermutet, dass sie mit einer besonderen **Gehirnvernetzung** und einer verstärkten Fokussierung auf Details zusammenhängen.

Bedeutung und Herausforderungen von Inselbegabungen

Die **Bedeutung** der Inselbegabungen für Menschen mit Autismus kann sehr unterschiedlich sein. Für manche sind diese Fähigkeiten eine Quelle von **Stolz** und **Selbstbewusstsein**. Sie bieten eine Möglichkeit, sich auszudrücken und Anerkennung zu finden. Für andere können die außergewöhnlichen Fähigkeiten jedoch auch eine **Belastung** darstellen, insbesondere wenn die

Erwartungen der Umwelt zu hoch sind oder wenn die Inselbegabung nicht als nützlich wahrgenommen wird.

Ein weiteres Problem besteht darin, dass die Inselbegabungen manchmal die eigentlichen **Bedürfnisse** der betroffenen Person überdecken. Es kann passieren, dass Menschen mit Inselbegabungen aufgrund ihrer außergewöhnlichen Fähigkeiten bewundert werden, während gleichzeitig ihre Schwierigkeiten im Alltag übersehen werden. Es ist wichtig, dass Menschen mit Autismus in ihrer Gesamtheit wahrgenommen werden – mit ihren Stärken, aber auch mit ihren Herausforderungen.

Die Förderung von Menschen mit Inselbegabungen sollte daher immer ganzheitlich erfolgen. Es ist wichtig, dass sie Unterstützung erhalten, um ihre außergewöhnlichen Fähigkeiten weiterzuentwickeln, aber auch, dass ihre alltäglichen Bedürfnisse berücksichtigt werden. Inselbegabungen können eine **Brücke** zur Gesellschaft sein, wenn sie als Teil eines umfassenden Unterstützungsplans betrachtet werden.

Vielfalt des Autismus-Spektrums

Die Vielfalt des Autismus-Spektrums ist enorm, und jeder Mensch mit Autismus ist einzigartig. Während manche Menschen auf dem Spektrum Inselbegabungen besitzen, haben andere möglicherweise Schwierigkeiten, die ihren Alltag erheblich beeinflussen. Die individuellen Unterschiede innerhalb des Spektrums machen es notwendig, **maßgeschneiderte Unterstützungsansätze** zu entwickeln, die den jeweiligen Bedürfnissen und Fähigkeiten der betroffenen Person gerecht werden.

Die **Akzeptanz** und das **Verständnis** für diese Vielfalt sind von großer Bedeutung, um Menschen mit Autismus die bestmögliche Teilhabe am gesellschaftlichen Leben zu ermöglichen. Menschen mit Autismus haben unterschiedliche Stärken, Interessen und Bedürfnisse, und es ist wichtig, dass diese Vielfalt nicht nur akzeptiert, sondern als Bereicherung angesehen wird. In einer inklusiven Gesellschaft sollten alle Menschen, unabhängig von ihren Fähigkeiten, die Möglichkeit haben, ihr Potenzial voll auszuschöpfen und ein erfülltes Leben zu führen.

Fazit

Die Inselbegabungen und die unterschiedlichen Arten des Autismus zeigen, wie facettenreich das Autismus-Spektrum ist. Menschen mit Autismus sind keine homogene Gruppe, sondern Individuen mit unterschiedlichen Fähigkeiten, Interessen und Herausforderungen. Inselbegabungen sind ein faszinierender Aspekt des Autismus, aber sie machen nur einen kleinen Teil der Vielfalt des Spektrums aus. Es ist wichtig, dass Menschen mit Autismus als ganze Personen wahrgenommen werden – mit ihren Stärken und ihren Schwächen – und dass sie die Unterstützung erhalten, die sie benötigen, um ihre Lebensqualität zu verbessern und ihr volles Potenzial zu entfalten.

In einer inklusiven Gesellschaft sollte Platz für alle sein, und die einzigartigen Fähigkeiten von Menschen mit Autismus sollten als Bereicherung angesehen werden. Nur durch Verständnis, Akzeptanz und gezielte Unterstützung können wir eine Gesellschaft schaffen, in der jeder Mensch, unabhängig von seinen Fähigkeiten, respektiert und geschätzt wird.